＼媽媽！ 為什麼在家可以，在外面就不行？

——ADHD又怎樣？！家有過動兒的道歉日常

曹恩惠 Jo EunHye ——著

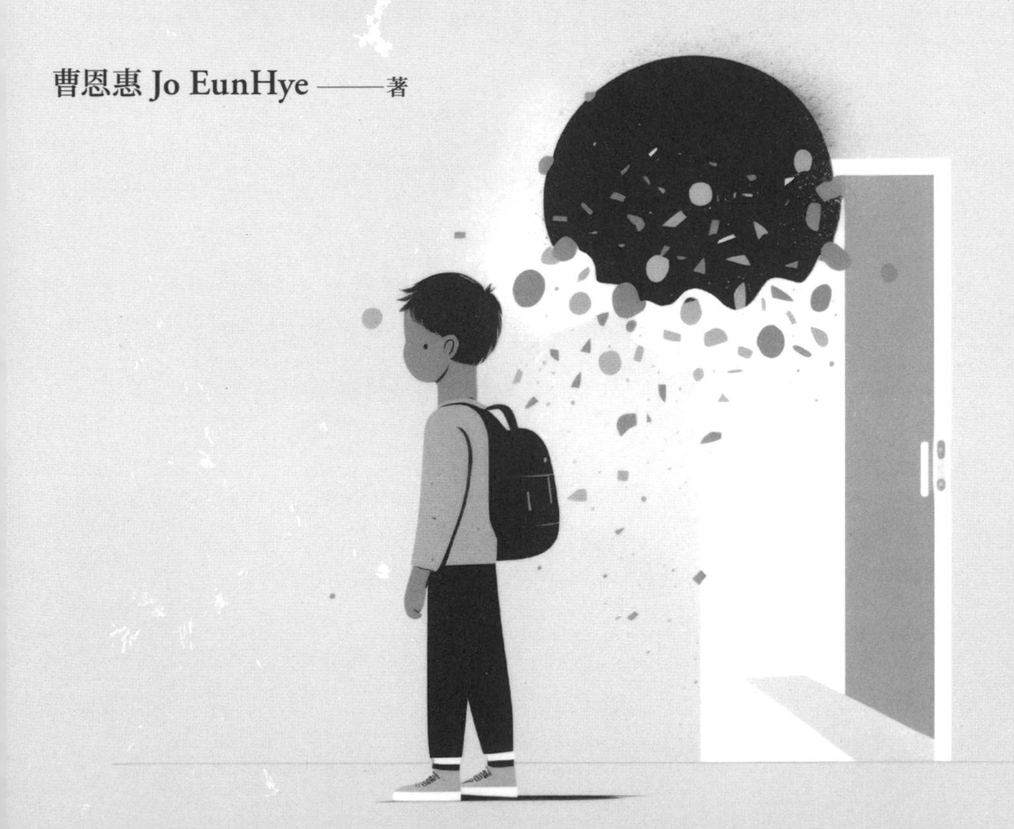

｜前言｜ 過動兒的故事

每次説到孩子的故事就很難受。

我從小就習慣迴避眼前的問題，轉頭努力去尋找其他喜好，藉以扔下心中的大石頭。不過，只要一有心事，想法就會一直緊抓著我不放，無法控制。結果，連痛苦都無法直視，也無法盡情沈浸在喜好裡。在這種狀態下，希望問題能就這樣被解決，又或是等待時間來帶我走出這個漩渦，這就是我的處世之道。

然而，因為孩子的問題，特別是對尚未入學的孩子來説，大部分的時刻都需要媽媽介入。然而，從某個瞬間起，幸運之神再也不怎麼眷顧我了，身為媽媽的我已無法再如往常般迴避問題了。育兒沒有僥倖，況且，孩子也離不開我，日子一天天過去，各種問題還是會迎面而來，但總之，在那個時間點到來之前，我必須要一直陪伴在孩子身邊，因為育兒沒有捷徑。

我想寫作。寫作之於我來説，是一件韻味繚繞的樂趣，不同於一般世俗潮流的娛樂。可是，孩子卻強佔了我的大腦。不，實際情形是他控制了我一半以上的生活。10月剩沒幾天，孩子就要從幼稚園畢業了，孩子的性情卻突然轉變成極度散漫與偏激，在幼稚園呈現一個很不穩定的狀態。於是我決定不讓孩子去幼稚園了。其實不上幼稚園並不是問題。

問題是在6個月後，孩子必須要上小學，「孩子能不能夠順利升學？」、「如果學校拒收孩子的話怎麼辦？」腦中不斷湧出了最壞的情況。從那時候起，我就無法寫任何文章，問題不是出在時間而是內心。夜晚，我坐在電腦螢幕面前，看著游標一閃一閃的，腦中很清晰地回放起白天與孩子有關的事情以及孩子的行為。正因為無法寫作，所以我才更加強烈地想要寫作。不過，這問題要是一天不解決，我就無法下筆。所以，我決定寫孩子的故事。準確地來説，是寫我的孩子的故事。

當我問他在幼稚園感到最辛苦的是什麼時候，孩子這樣説到：

「老師很了解我，但是我卻不了解老師」。

連孩子都知道，老師為了讀懂他的內心所做的努力，所以才會說「老師很了解我」。但是，什麼該做、什麼不該做、其他朋友是怎麼做、或是不做，孩子完全沒有頭緒。雖然不斷地告誡他，但孩子覺得很模糊，不知道界線在哪裡，所以才會不了解老師，也不理解社會對自己的要求是什麼。

論斷孩子散漫的社會，一邊說著別人了解自己，但自己卻不知道別人想要什麼的孩子，在這樣的孩子和社會中協調，成功地使他們接軌的我，在我的故事裡沒有僥倖、也沒有略過。有的只是按部就班，一步步走來累積的每一天。

接下來的故事結果也不是很愉快，說不定光是閱讀就會疲憊到想把書本闔起來。但是，不管在哪裡都有這樣生活的人，對我來說，這就是日常。能將這些心情寫成文字，代表我已經挺過那些辛苦的時節，能用文字來表達也意味著我已治癒完全。更因為這樣，我希望他人不要過分沉浸在過去的痛苦，只會徒然傷悲。也希望這故事能為正經歷著痛苦，但尚未尋找到克服的方法、感到徬徨的人們給予小小的幫助。

我們就用想幫助需要被理解的人，和想要理解別人的人為出發點，開始分享我們的故事吧。

目錄

第1章 我們能去上學嗎？

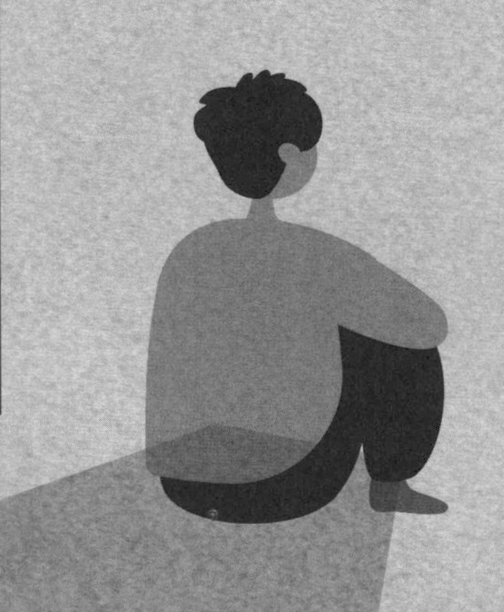

／NOTICE／

ADHD ——
缺乏注意力 / 注意力不足過動症
attention deficit / hyperactivity disorder

此症狀主要出現在兒童時期，表現出容易分心、過度的活動和衝動的狀態。至今還不清楚產生此症狀的準確病因。

是 ADHD 又怎樣，不是又怎樣？

「孩子確定是 ADHD，但只要配合用藥，有九成機會可以改善。」

我不知道那時候聽到這句話的我是什麼表情，只能聽著對方敘述並呆坐著。

「聽到自己的孩子是 ADHD 所以嚇到了嗎？還是感到絕望？」

聽到醫生說了這句話，我才趕快收拾我的表情，裝作沒事地回答道：

「沒有，我曾往這方面預想過。」

「雖然孩子在外面行為衝動，但和媽媽在一起的時候就很穩定，看來那段期間媽媽很了解孩子，也做出適當的處理。如果像現在持續下去，等之後孩子去上學應該會好一點的。最晚五月學校會打來聯絡，到那時候再去醫院拿藥就行了，症狀會好轉的。」

還有比這更輕鬆又空虛的診斷嗎？從他人的嘴裡說出自

己過去所掩飾的所有不安，一直戰戰兢兢地壓抑著的心情，瞬間瓦解了，實在是太空虛了。

聽到專家判斷孩子是 ADHD 的時候，孩子已經 7 歲了。從他三歲起，我就覺得照顧小孩是一件很吃力的事。所謂孩子，就是餵他吃純天然無添加的食物、幫他洗澡、抱抱他、教導他，原來要養育一個人是這麼的辛苦，相信每個父母也都是含辛茹苦地把孩子拉拔長大，所以我不打算傾吐自己的辛苦。偶爾有人對我說辛苦了，或是給一個慰勞的眼神，我都認為這些對孩子的媽來說，是常見的客套問候。

不管是當我在穿鞋的時候，孩子一下子就跑不見人影；我家孩子只要和其他人玩遊戲，總是會產生紛爭，他只要一難過就會不分對象地撲過去，也會動手去推站在原地的孩子，把對方弄哭；即便有車來了，他也毫不猶豫地衝到車子面前；或是一看到魚缸，為了抓魚就直接把手伸進去等等，這些事件一直到了 5 歲要去上幼稚園，也都不斷地在發生。與其單純地判斷孩子生性暴力、性情衝動，這些行為更像是孩子內心有某種沒被滿足的缺口所致。

爸媽通常沒有意識到，孩子的衝動行為可能已經是 ADHD，最主要是因為孩子會表現出內斂、早熟的一面，經常被說是個「小大人」。

這類的症狀因為被大聲說話和魯莽行為所掩蓋，所以不容易察覺出來。但是，長時間看著孩子的大人們也都認同孩子早熟，加上當我每次對孩子的性向顯露出不安時，會以周遭的人所說的，以孩子「像個小大人」為藉口據讓自己安心。偶爾，會因為孩子表現出真的不像孩子的行為舉止，而讓大人的內心感到很無力。

在我懷第二胎、孩子 3 歲時，因為有早產症狀所以行動不便，媽媽花了三個小時的交通時間往返，幫忙照顧孩子和做家事。媽媽放不下躺在我身旁的孩子，哄他說：「去奶奶家睡三個晚上就回來。」孩子一言不語地點著頭，跟著外婆回家，隔天我接到了媽媽打來的電話。

「喂，我今天要送孩子回妳那了。」

「為什麼？孩子要找我嗎？」

「八成是想媽媽了，晚上要睡覺的時候，孩子躺著把雙手放在胸口說：『奶奶，我睡不著。』他大概因為想媽媽，眼神有點閃爍，但連一聲媽媽都沒叫，我看了心裡難過，覺得這樣不行，孩子雖然不哭但也不笑，世上哪有這種孩子啊！」

孩子完全不了解大人的狀況，就算這樣，也不要怪孩子為什麼不說不要！因為他也只不過是 3 歲大的孩子啊！

在這之後，第二胎出生約過了兩個月，我住進了醫院，所以暫時拜託娘家照顧孩子。一個月後跟孩子見了面，孩子看到我也不笑。我朝孩子跑了過去，不自然的抱著他，但我卻沒有感覺到他應該要抱著我的手。到了隔天早上，孩子依然不說話，吃完早餐，正當外公、外婆提起包包往玄關移動的時候，孩子忽然站起來慢慢地將鞋穿上。

「小旭，你要去哪裡？」
「你是要跟外婆出門嗎？」

孩子穿好鞋，看了看大人們的臉後，開口小聲地問：
「我現在可以跟媽媽住在一起了嗎？」

啊，原來孩子一直以為媽媽不要他了。在萬念俱灰下，他的聲音與眼神中透露出極微小的期待。

當我聽到我的孩子是 ADHD 的時候，我感受到的無力感並不一定是來自於絕望，那只是確認已猜測到的事實，而天也沒有蹋下來。我心痛的是，我完全沒有顧慮到這孩子的個人感受，在短短 5 分鐘的問診中，醫生只依據媽媽的敍述輕易地將他歸類為 ADHD 兒童。

精神健康醫學科教授說：「只要服藥就能解決，父母不需要做什麼。」這句話是身為專家能夠給予最大的安慰。但是，那句話完全沒有安慰到我，因為這只讓我覺得，至今為了孩子所傾注的時間和努力全是徒勞無功，用藥就能簡單解決的事情，是我一直讓孩子這麼辛苦嗎？

ADHD 這個詞完全進入我和孩子的生活之後，有段時間因空虛感和無力感所苦。正當這單詞所帶來的沈重即將要吞噬我們家時，我的腦中突然浮現了這個想法：

「是 ADHD 又怎樣，不是又怎樣？」

管他是不是、知不知道，天底下媽媽要做的事都一樣，沒有什麼不同。不管是昨天、還是今天，我都是這個孩子的媽，到目前為止媽媽所該做的事，今後也是要繼續做下去。

媽媽，
可以吃餅乾嗎？

一直到孩子 5 歲，我都以孩子要吃進去的食物為優先考量，我相信媽媽最大的任務就是用精挑細選的食材，無微不至地準備孩子的三餐和零食。當無法完成任務時，我會對自己感到煩躁，然而這煩躁感也會傳染給我周遭的人。其中，和我相處時間最長的孩子，毫無遮避地曝露在我的情緒底下。為了幫孩子做飯，而從中所產生出來的壓力，所宣洩及投射的對象居然也是孩子，這還真是諷刺！連去超市買餅乾給孩子吃，也被我視為最糟糕的一件事，外食就更別提了，有一天朋友對我說了這樣的話：

「對孩子們來說，吃東西就是種樂趣。其中零食占了 8 成，你替他挑選食物說不定對孩子來說是種壓力。即便是大人也不見得都一定只吃營養的東西，不是嗎？」

啊，仔細想想，我小時候的照片，手上大多都是拿著餅乾。什麼巧克力棒、蝦餅、洋芋片之類的零食，手上拿著整包餅乾的我，開心到像是擁有全世界，照片裡的我只要拿著餅乾，就會自然而然地流露出那樣的笑容。我突然感到內疚，我到底用媽媽這一詞，奪走孩子多少快樂？

我立刻帶著 5 歲的孩子衝去超市，跟他說可以挑自己喜歡的。

「挑你想吃的吧！」
「什麼？」
「就是拿你想吃的東西，什麼都可以。」
「為什麼要這麼做？」

孩子扭扭捏捏，最後指向了我曾買過一、兩次給他的巧克力。雖然他的眼神始終如一地看向該牌子的巧克力，我因惋惜露出了苦笑，默默地拿著巧克力去結帳。我希望有一天孩子能用自己的手，指出自己想吃的餅乾。與孩子一同走出超市，也跟他約定好，至少每週會帶他去超市買一次餅乾。

一回到家中，我就做了一個零食箱給他。而對於餐前、餐後的零食，我直覺在意，但內心卻又感到矛盾。

如果孩子在吃飯前找餅乾，我會先嘆一口氣。

「馬上就要吃飯了，還吃什麼餅乾！吃完飯再吃！」

孩子義務性地扒完飯後，我又對著開心地在找餅乾的孩子責備了一番。

「你飯吃那麼少就是因為想吃餅乾吧！不要找餅乾了，飯多吃一點！」

這樣到底為什麼要買餅乾回家呢？是為了讓孩子聽話、為了哄他，還是媽媽想吃所以才買的？又是誰創造「甜點是另一個胃」？沒錯，連大人吃完正餐也會嘴饞，而且慾望比吃正餐來的更加強烈，孩子也不例外，而且吃了會更想吃吧。站在孩子的立場，在想吃自己想吃的東西的瞬間，如果不能隨心所欲，那會造成多大的壓力啊。

「只要是放在零食箱裡的食物，隨時都可以吃。但是，我希望你在吃正餐前先稍微忍耐一下下，如果忍得太辛苦就打開來吃一、兩塊再封起來，等到吃完飯後再吃。」

直到最後都放不下「飯前吃餅乾」這件事，在長久的信念下，增加了「只吃一、兩塊」的附加條件，雖然嘴上這麼說，但內心還是會半信半疑，起初叫孩子只吃一、兩塊餅乾就停止，這樣合理嗎？本來吃餅乾這件事就是會越吃越想吃。

隔天早晨，孩子一起床就去看零食箱。

肯定會這樣，此時準備早餐的我有點後悔昨天的決定，接著我不抱期待地對孩子說：

「原來小旭想吃餅乾啊，不過我們現在要吃早餐了，你先吃一、兩塊，剩下的我們吃完早餐再吃好不好？」

「好！」

孩子馬上就接受了我的提議，拿著兩塊餅乾滿足地離開。他在吃完那兩塊餅乾之後，直到早餐準備好的這段時間裡都沒有再去接近零食箱。這麼能溝通的孩子，怎麼我會一直沒發現呢？說不定那段時間溝通不良，感到鬱悶的並不是孩子？

弟弟真的很討厭！

口慾被滿足的孩子跟之前相比起來更加穩重了，不管是在讓自己感到生氣的情況下、還是因為自己的失誤，只要有一點點不順心就會做出衝動的言行，就算是很微小、很微小的行為，至少我能感受到那份衝動降低了。但是，孩子只有和弟弟在一起的時候總是像暴君一樣霸道。不懂調節力道的孩子，會經常推弟弟或是打他，時常把弟弟弄哭，於是我開始留意小旭和弟弟一起玩的過程，即便無法深入地觀察，但也會打開耳朵聆聽孩子們的聲音。

前陣子，我在做家事的途中，只要聽到弟弟的哭聲就會趕緊跑過去，也因為這樣總是感受到孩們突如其來的爭吵。「小旭和弟弟在玩什麼？」「過程中發生了什麼事？」因為不知道前因後果，所以不斷地追究孩子問「為什麼要這樣？」「發生了什麼事？」然後過去安撫哭到喘不過氣的弟弟。小旭把弟弟打哭，結果反倒自己一臉更加冤枉、受傷，小旭有許多心事卻從來不說，我很想知道他的想法。

情況 1

弟弟總是把哥哥堆好的積木推倒，起初是不小心，但在推倒了幾次之後，他會開始等哥哥把積木堆好後，再過去推倒，而哥哥因為生氣自然就對弟弟動手。我將他們分開之後，抱住因氣憤而身體顫抖的孩子，並在他耳邊小聲地說：

「小澈真的很討厭吧！你都跟他說了好幾次不要這樣，媽媽在一旁也看到了，我們小旭肯定很傷心。」

「很討厭，小澈好壞。」

「可是啊，雖然錯的是小澈，但如果你出手打他的話，就變成是你的錯了，那麼小旭你會感到怎麼樣？」

「不開心。」

「下一次要是小澈再這樣做你就告訴他，不要推倒哥哥疊好的積木，如果這樣都還不聽話，惹得你生氣想打他的話就叫媽媽，媽媽會幫你教訓他，這樣沒問題吧？」

「好！」

就算是 15 個月大的弟弟，你也要對他說沒有哥哥的允許，不要去碰疊好的積木，事先提醒他。對話結束後孩子的眉頭也比較舒展了，我只是稍微改變我的語氣，就算孩子的反應和一切狀況都沒改變，但我真心感到不煩躁了。

—過了 1 分鐘—

「你走開！不要推！」啪～唧～唧，嗚哇啊啊，嗚哇嗚哇嗚哇哇！

這時候，我因為弟弟嚎啕大哭的哭聲火冒三丈，先把弟弟安撫好後，接著對小旭破口大罵是我們家原有的場面。如果跟平時一樣也就算了，剛剛對孩子說的話猶言在耳，我腦海中率先浮現出「弟弟真討厭，都講不聽話，要是我都想打他。」但是孩子分明只打了他一下，弟弟的哭聲怎麼會有三段高音，倘若又是弟弟的詭計，那麼情況顯得較為客觀吧。

「小旭，小澈為什麼哭呢？是他又把你的積木推倒了嗎？所以一氣之下就打了他？」

「我生氣所以打他，我好不容易才堆起來，全被小澈破壞了。」

「小澈過來，哥哥辛辛苦苦疊好的積木，你這樣推倒，哥哥該有多難過，快點跟哥哥說對不起。」

「(弟弟拍拍哥哥的胸口)呀呀呀(這時還不會說話)。」

「好了，快點擺回原來的樣子吧！(一邊對弟弟說，一邊認真地幫孩子恢復原狀。)」

5歲的孩子因為將注意力全放在「我疊好的積木都塌了」

這件事上，在解決這件事之前孩子什麼話都聽不進去。大致將孩子的作品復原後，孩子的表情感覺稍微緩和時，我抱著孩子問：

「現在有比較不生氣了嗎？」

「不氣了。」

「雖然先做錯的是小澈，但如果打了他，那麼錯的就是小旭。小旭覺得自己有沒有錯呢？」

「錯了。」

「那麼可以跟小澈道歉嗎？」

「小澈，對不起。」

—3 分鐘過去—

「不要過來！你走開！」啪～啷～啷，嗚哇啊啊，嗚哇嗚哇嗚哇哇！

「呼……小旭啊……」

這件事在晚餐時間前，重複上演了三遍，要說我一次都不感到煩躁——這句話是騙人的，但我都沒有表現出來，我也努力抑制自己的聲音與表情。實際上，透過觀察，在那一刻我看到了平時被我忽略的孩子的內心世界，這一來反而讓自己的情緒比以往來得輕鬆一點。雖然只是將自己預想的狀況說出來，但對控制自身的情緒相當有幫助。

情況 2

孩子堆積木，弟弟在一旁玩娃娃，就在一片祥和的瞬間，突然小旭將弟弟在玩的娃娃一把搶了過去。為什麼就算買一樣的娃娃給孩子，他也要去搶弟弟的呢？其實這種情況很常見，弟弟自己一個人玩得好好的，孩子也會沒事過去把他弄哭。這時候我該怎麼做，純粹是孩子犯的錯，難道也要跟他說「弟弟很討厭吧！他是貪心鬼」嗎？這方法是對的嗎？我沉思了一下。

「小旭，昨天你疊好的積木，弟弟把它們推倒的時候，你的感覺是什麼？」

「不開心。」

「那麼你把弟弟正在玩的娃娃搶走時，他的感覺會怎麼樣？」

「小澈對不起。」

我都還沒叫他怎麼做，孩子就馬上跟弟弟道歉，並且將娃娃還給他。

雖然之前我也曾跟他說過類似的話，但他也只是自顧自地笑著跑開，完全不能溝通。不過那天早上，他馬上站在弟弟的立場思考，明白了那份感受。是因為前天晚上和弟弟吵架，媽媽理解了他的感受，所以才把那番話聽進去的嗎？

孩子受到媽媽的影響比我想像中的還要更大，即便是一個很細微的變化，孩子也很敏感，寧可多花一點時間，也一定要回應他。**對孩子持有偏見，用不適當的方式對待他的人，不就是我自己嗎？於是我開始改變、反省自己。**

ADHD 的小孩
需要弟弟妹妹嗎？

經常動手的哥哥和精明又會察言觀色的弟弟。看到我這兩個孩子一定會想起電影「馬拉松小子（韓國電影）」裡面的楚原和中原。在電影「馬拉松小子」中，媽媽將所有精神都花在患有自閉症的哥哥——「楚原」身上，而弟弟「中原」總是被忽略。劇中忍受不了而爆發的弟弟對媽媽說：「媽媽為什麼每天都只關心哥哥……！」媽媽僅以自己的視角回他說：「你和哥哥一樣嗎？」在還沒有孩子的時候，我率先看到了弟弟沒能獲得關心的眼淚。在有了孩子之後，連哭都哭不出來的媽媽才映入我的眼簾。在有 ADHD 小孩的家庭裡，弟弟的存在究竟是得？還是失？就站在孩子、弟弟、父母所有人的立場實際去接觸看看吧。

① 孩子的立場

小旭從出生起就是會吃、好睡、愛笑，對噪音、不熟悉的環境及陌生人都不太有感，大家都說孩子很溫順。當孩子滿兩歲、我肚子裡懷有弟弟的那時候，我才知道他的溫和是來自於對週遭事物的無感。就像他沒發現自己內心的不舒服一樣，完全感知不到他人不愉快的情緒，對周圍的反應漠不關心，也不懂觀察，所以在行為上沒有界限。由於這些緣故，加上塊頭又比同年齡的還要高大，所以無論對孩子們或是媽媽們來說，都很容易被視為危險的存在，包括他的弟弟和媽媽也不例外。

弟弟躺在地板上，而小旭用腳去踩他肩膀將他弄哭時，竟然也是開心笑著，這種膽戰心驚的時刻不斷重複。當弟弟出生後，孩子漸漸不被重視，「要是沒有弟弟，我也不會這樣做，更不會被媽媽罵啊。不只這樣，在弟弟出生前，整天都只關注著我的媽媽，現在只要一聽到哭聲，就會把我擱在一旁，也不理會我的要求，就連犯了一點小錯誤也會提高嗓門訓斥。」對孩子來說，弟弟既是他人生中面臨的第一個競爭者，也是搗亂者，不討喜、惹人厭，也是吵鬧的存在。現在，不管誰把媽媽和自己拆開，隨意破壞自己的玩具或是比自己更會耍賴，這些行動都不會影響自己的心情。孩子不知道該如何處理，生平第一次感受到的背叛感和挫折感，所以偶爾行為舉止會像個小怪物。

從弟弟去上幼稚園的時候開始，他和弟弟的關係開始有了變化。在家爭奪媽媽的兩個男孩子，在幼稚園裡會以「兄弟」之名綁在一起。5 歲的弟弟每次在幼稚園想媽媽時，他就會跑去 7 歲哥哥的教室裡，當看到了依賴自己的年幼弱小的弟弟，孩子漸漸有了憐憫和愛。孩子的朋友們也會親切地叫聲「小旭弟弟」。對與同齡關係不太好的孩子來說，這又是一個欣慰的體驗。從那時候起，孩子漸漸接受了「弟弟」的存在，這意味著他接受了自己身為「哥哥」的身份。

從能夠和弟弟正式對話與玩樂的那一刻起，他們兩兄弟就成了莫逆之交。每天都要透過戲劇化的協商，來確立屬於他們的秩序，如：必須要輪流進行彼此想玩的遊戲，如果想要玩對方的玩具，就要拿出自己的玩具交換。如果是用蠻力搶走對方的東西，遊戲就會中止。小旭透過和弟弟玩遊戲的過程中逐漸社會化，這有助於與同齡層相處。當然，光靠與弟弟的互動就想要累積到足夠的經驗是很難的，畢竟兄弟和朋友儼然是不同的存在。兄弟兩人，打從一下生來就是競爭者的關係，而朋友之間是必需要遵守界線才能維持關係，孩子們在與朋友的相處下，了解到明顯的「社會界線」。在對於包容力較大的家庭環境中，直到出社會前，弟弟都是扮演著陪同練習社會關係的角色。

② 弟弟的立場

弟弟初來乍到這世界的情況，和哥哥那時候完全不一樣。得撐過哥哥連日的怪聲、媽媽的高分貝、哥哥不懂拿捏力道的觸碰以及哭喊也不來的媽媽，委屈的弟弟 10 個月大時就能能站能走了。(順道一提，他那不疾不徐的哥哥在第 13 個月才踏出第一步)。

弟弟越大越是「媽媽向日葵」，無論是玩樂時、睡覺時、吃飯時，總是想要佔據媽媽身邊的位子。只要不開心就會爭風吃醋，不管做什麼都不想跟爸爸一起。知道要是自己不強烈地要求，就不容易受到關心的弟弟，這或許是他的生存策略。

弟弟茁壯地長大，但體態和哥哥還是有相當大的差異，加上哥哥行為粗魯，所以弟弟從小就常常被打到見血。正所謂「眼神下的生存之道」。弟弟在嬰幼兒時期的對手就不是普通人的哥哥，在同年齡孩子一般的挑釁行為下，眼睛眨都不眨一下。如果對方是用言語挑釁，他通常會游刃有餘地反擊回去；如果是肢體挑釁，他會大喊讓全天下知道他身處為險，通常那些來挑釁他的孩子就會先退縮逃跑。在弟弟的眼裡，哥哥的舉動常常令人困惑，他總是在哥哥旁邊大哭，之後哥哥就會被媽媽罵，在被媽媽罵了的哥哥旁邊，弟弟就能明確地區分什麼事能做，什麼事不能做。

原先隱約輕視哥哥的弟弟，在上了幼稚園後才開始對哥哥刮目相看。起初與媽媽一起送哥哥上學時，覺得自己也很想進幼稚園，但去了之後才發現不是自己所想像的。弟弟那時候才明白，在一切都要遵從規則進行是很困難的，因此才對於已經經歷了這些的哥哥萌生了尊敬的心。這與幼稚園的其他朋友們不同，「我有一個哥哥在同一個空間裡」的這件事，更容易讓弟弟培養出「懂的什麼是尊敬」。

但那也是暫時的。很能適應幼稚園生活的弟弟，每次只要看到哥哥被罵的樣子就會不開心。「為什麼每天挨罵的都是我哥哥，為什麼我的哥哥不能像其他哥哥做得一樣好」。看到親人不受到他人的歡迎，弟弟似乎同時產生了難過和羞愧。某一天，單獨和媽媽在一起的弟弟，神情認真地説出了心裡話。

「我不喜歡哥哥班上的老師。」

「為什麼？」

「因為他的老師總是罵他。」

「啊……因為哥哥的老師罵了他，所以你很難過。」

「我們班上的李正宇最調皮，哥哥比他更會搗亂。」

「原來哥哥很常搗亂啊。」

「嗯，幼稚園裡就哥哥最調皮。」

「哥哥的老師罵他是為了要教導他，要讓他成長呀。」

「就算這樣，我還是討厭。到時我 7 歲，也不要去哥哥老師的班。」

所以才說血緣是斷不掉的，就算要罵也只能自家人罵，被別人罵自尊心會受傷。比起我們班最愛鬧事的搗蛋鬼，我的 7 歲哥哥更會搗亂，就算這樣，也不想要看到老師罵自己哥哥的樣子。這就是弟弟的內心，我的哥哥在外面被不是爸爸、媽媽的人罵的模樣，對弟弟來說是個傷害。

連在家中哥哥也是被關切的存在。弟弟是藝術家性格，雖然他喜歡和哥哥一起玩，但也很享受獨自堆樂高、畫畫、一個人的時間。有一陣子，當弟弟沉浸在自己的世界時，會對吵著要一起玩的哥哥感到厭煩，於是哥哥轉而去破壞弟弟的作品或是捉弄弟弟，真是一對氣死人不償命的冤家。但是，弟弟知道與哥哥正面對決沒有勝算，所以將自己的耐心拉到最大值，很沈穩地安撫哥哥。

「哥哥，等分針走到 10 的時候我就跟你玩，我也要先把我的事做完。」

雖然協商破裂，最後丟下樂高和耐心在地板上打滾哭鬧的日子更多，但是弟弟的協商能力日益漸增，弟弟藉由哥哥所鍛鍊出的能力，在幼稚園裡也發揮得淋漓盡致。

「就算討厭吃菠菜也試試看，你身高都不到 120 公分要怎麼辦？」

「孩子們，我們不要生氣了，生氣就會吵架。來，你先說說你的想法。」

「我們和夏俊一起玩吧，夏俊現在不會再像以前一樣那麼固執了，一起玩你們就會知道了。」

因為擁有與他人不同的哥哥，弟弟不管和怎樣的朋友都能抱著大方且寬容的心，無論是什麼樣的問題都能用對話去解決的耐心。雖然 ADHD 哥哥的存在偶爾會讓弟弟非常在意，但對弟弟的品性和社交發展，卻意外有著許多正向的影響。

③ 父母的立場

要是能夠早點知道孩子有 ADHD 的傾向，我就不會想要生第二胎。孩子的數量不過是從一增加到二，但為什麼增加的工作量不是兩倍，而是十倍；老大為什麼這麼會惹麻煩，老二為什麼這麼會哭；連老公、同時也是孩子的爸，也經常因為老二的哭聲而發脾氣。不知道生老二是為了什麼，沒有人感到幸福，也時常為此相互指責與爭吵，一直到弟弟 2 歲時，我陷入了憂鬱和充滿無力感。

弟弟過了 2 歲，突然會開始裝可愛。以前哥哥的一個小動作，我都會給予水獺式的拍手，但我對弟弟卻連一句爽快的稱讚都做不到。雖然我內心對弟弟喜歡手工和畫畫的天份有很多讚嘆，但因為多數的心思都在哥哥身上，總是無法給予適當的讚美。就算這樣哥哥還是感受得到媽媽有多喜愛自己的弟弟，媽媽心想「弟弟太可愛，要是沒生下他那該怎麼辦」，但擔心被哥哥發現自己的心思，所以慌慌張張地收回注視著弟弟的視線。

在兩個孩子之間很難做到平衡。相較於哥哥只會將不愉快藏心底，然後因為在不當時機下展現情緒而遭到誤解，弟弟的個性比較能確實表達情緒，較不會受到傷害。因此除了要面對哥哥犯下的錯誤之外，還要先去思考哥哥的立場後才能處理。相反，弟弟只要感到不滿就會直接說出來，那時候我只需要傾聽他、抱抱他就可以了，而且他也不會放在心上太久，馬上就能恢復心情。弟弟就是這樣子的，根據自己內心來決定，所以內心也較強韌，就算是一再受挫，心理素質依舊強大。但如果在情緒解開之前又刺中同一個痛點，而且還是家人所造成的話，對弟弟來說也可能會漸漸產生背叛和挫折感，所以我總是小心翼翼地，不讓對哥哥盡心盡力的付出給弟弟帶來傷害。

有陣子在教育哥哥感到很辛苦時，反倒是從弟弟那邊獲得了許多安慰。在幼稚園第一學期結束後，收到了弟弟的行為發展評量表，當時收到這份成績單時的感動依舊歷歷在目，弟弟的評量表現有以下。

－喜歡自己，與朋友相處融洽。
－能理解規則，展現合作的態度。
－對課程感興趣並積極參與。
－對大自然抱有好奇心，能夠自主遊戲。

可能有很多人會認為這種評語只是基於禮貌，也是最基本的，沒有太大的意義，更適用在任何人身上。曾經我也是這麼認為，但這種想法僅止於送哥哥去上幼稚園之前。因為哥哥的行為發展評量連這種基本的表現都沒有，看得出來是老師勉強填滿的評語，所以我實在開心不起來。因為有過這樣的經歷，當我看到弟弟的評語，某種程度上是事實，也因此更感謝弟弟有如此好的表現。

不用別人教導，自己就能做得好的弟弟，總是讓我很放心，而我卻常常不自覺的將同樣的期待轉移到哥哥身上。

如果能夠用肉眼看到我投射出來的視線，那麼絕大多數的視線都是朝向著哥哥，只有極少數的視線才是對弟弟的關心。像是忘記幫弟弟準備水壺，就直接送他去校外教學，甚至忘記他要去森林，就讓他穿著短袖短褲過去，但這些是不可能發生在哥哥身上。雖然都是些小事，但太常發生在弟弟身上，因而讓身為媽媽的我，對於這些失誤感到無比自責。

這不是說哥哥很費勁、弟弟很輕鬆。不管再怎樣特別，老大都是老天給予的「長子」，即便如此，當哥哥的要求和大人相互矛盾時，他會去考量大人的立場。就寢時，即便弟弟也想獨占媽媽，他也不會硬著脾氣僵持不下，因為他知道如果弟弟哭了，媽媽會很辛苦。哥哥也沒說過：「我想躺在媽媽旁邊」這樣的話，只是轉身用力抱著爸爸。說到哥哥的事，我每次都會難過落淚，為何哥哥的善良會讓父母這麼心痛呢？

果然養兩個孩子不是一件容易的事，不管是對哥哥還是弟弟，都只有滿滿的歉意。想一想，媽媽們在生下孩子時，好像連對孩子的愧疚也都一併生下。看到媽媽們對抱在懷裡的新生兒一直說：「對不起，對不起。」確實是如此。雖然對這兩個孩子有很多的抱歉，但並不是因為我是這兩個孩子的媽媽。

在成為媽媽前後的我簡直是判若兩人，養了孩子才知道，原來在世上有這麼多的立場存在。同樣的，擁有一個孩子的我和擁有兩個孩子的我，果然也是不同立場，養育兩個孩子的我同時接受了「孩子都是那樣的」和「每個孩子都不同」這兩種矛盾的真理。因為已經先有了養育哥哥的經驗，所以相較於哥哥淘氣的個性下，帶弟弟並不感到吃力。在養育弟弟的同時，我也發現了哥哥擁有弟弟所沒有的優點，兩個孩子之間的相似與差異不斷地在啟發著我，使我更謙卑。

「如果有哥哥，那就會喜歡跟哥哥一起玩；如果沒有哥哥，最開心的是不會被哥哥打。」弟弟說的沒錯，這世上肯定有好事，但也沒有絕對的壞事。

對哥哥而言，雖然要與弟弟一同分享父母的愛，但也因此獲得了不同形式的兄弟之情。

對弟弟而言，從出生起就在哥哥壓迫下長大，但也因此培養出擁有不管面對什麼困境都不退縮的膽識。

對爸媽而言，雖然帶兩個孩子需承受兩倍的辛苦，但也因此透過這兩個孩子，看世事的視野變得更加寬廣。

所有事都有優點，有沒有弟弟都有不同的好處。真不好意思，說了這麼多，結果卻是模擬兩可的結論，因為也不可能說有弟弟好，一下子就生出了個弟弟，也不可能說有弟弟不怎麼樣，就再把他塞回肚子裡。在沒弟弟的環境下，就看沒弟弟的優點，在有弟弟的環境下，就看有弟弟的優點吧！

我想和朋友玩

自從孩子上了我們家前面的幼稚園後，也有了幾位同學兼鄰居朋友，而我也認識了幾位鄰居媽媽。短時間內我們感情變得很好，也很頻繁地去彼此的家，孩子們在一起玩耍，媽媽們則是在另一邊閒話家常，渡過相安無事的悠閒時光。一切都是這麼美好，要是沒有我們的話。

只要一聽到哭聲，那之中肯定有小旭在。在一票玩得很好的小朋友裡面，小旭壓根兒無法融入他們。即便如此，內心還是很想和他們一起玩耍，在這種情緒的驅使下，會時常在他們身邊打轉，然後妨礙遊戲的進行。只要有小朋友說了一些不太好聽的話，小旭的反應就會相當激烈，於是他們也開始警戒，動不動就會尖叫、推人和衝撞的小旭。小旭認為他們不喜歡自己，於是決定故意作對，但越是這樣，他們就越不喜歡和小旭相處。

結果，大部分的日子，不是其他小朋友哭就是小旭哭，然後解散。儘管一開始大家相處得很好，但多半都會因為這種結局不歡而散，以致於回家後孩子仍然鬱鬱寡歡。把孩子哄睡之後，我將白天的事告訴爸爸，雖然他會安慰我和我一起想辦法，但一到隔天早晨，要和孩子渡過一天的也只有我。日記上原封不動地紀錄了當時的心情。

20XX.12.9.

那只是一瞬間，連續兩天去上學的路上與小朋友們在幼稚園院子裡玩耍，不過也才兩個月前的事，小旭只要衝進去，不到 5 分鐘就會引起騷動，然後一定會把其中一名小朋友弄哭。每次那時候小旭就會被我罵，約定好不會再發生這種事並道歉，接著重新遊戲不到 3 分鐘，同樣的戲碼又上演了。最後我也爆發了，趕緊把小隻的扛在肩上、大隻的拉回家。因為這樣，不知從某個時候起，開始躲避和其他小朋友們的相處。

這幾天，在沒發生大衝突下玩了將近 1 個小時，我內心著實感到驚訝。沒錯，我非常吃驚，小朋友們在玩的時候，媽媽們聊著媽媽之間的事，我大部分都無法集中在話題上，總是中途插進去事後諸葛一番。這就是有兩個孩子的我的宿命，只要孩子 2 號乖乖的，孩子 1 號就會在某處打架，要是孩子 1 號安靜的話，孩子 2 號就會亂跑到車道上。

就這樣站了 1 個小時，腳都瘦了，幾天前去拔智齒的傷口也在隱隱作痛，最後幼稚園老師端來了一杯熱咖啡，這在表示「孩子們還不回家嗎？」。

哎唷，該回家了！都收拾好物品站起來時，從鄰居姊姊身上散發出了一道光說：「大家都來我家吧！」

腳步輕盈地往朋友家走去，才一抵達，小旭就大聲地說：「我要先洗手！」接著其他小朋友回答他：「沒錯，要先洗手！」多麼和樂融融的氛圍啊！7 個孩子就像在自己家一樣，選擇了自己喜歡的位子坐下，挑了自己喜歡的玩具，在各自的世界裡玩了起來。怎麼樣都行，只要不吵架，別讓我感到煩都好。

一個家庭的犧牲，讓我們 5 個家庭的午後時光很順利的來到五點…。但那只是一瞬間，突然小旭把玩具軌道弄翻，嚇到的小朋友對小旭大叫，此時小旭朝著小朋友衝過去，那一剎那我的內心也有什麼東西在崩塌。

「啊，原來不行啊，這孩子真的不行啊！以後他也會繼續因為自己的行為被討厭，那段時間那麼努力練習，全都付諸流水。這孩子該怎麼辦才好？」在極短的瞬間一下子閃過這些念頭，但是不管在什麼時刻，都要比孩子更快整理好自己的情緒。

「小旭，不可以打人知道嗎？」

「嗯。」

「小旭會生氣，別人也會生氣，但是絕對不可以打別人，打人真的就是小旭的不對。」

「嗯。」

我讓他去跟朋友道歉，他看著朋友的頭說對不起，但因為朋友仍在氣頭上，所以不接受他的道歉，於是我趕快又把衝過去的小旭抓下來，否則在這裡差點又要來個二次大亂。不過我還是趕快振作起精神，話雖如此，但理智線鬆掉時的聲音和表情依然不經意地顯露了出來。

「小旭，我們回家，媽媽以後來朋友家之前都要先考慮一下，今天是因為小旭忍耐不了所以才先來的，我們回家了。」

完蛋了，結果他一直在哭，仔細聽了一下：「媽媽我錯了」、「我還想再玩一下，求求妳」、「妳就原諒我一次」、「可不可以原諒我？拜託妳！」不斷地跟媽媽請求原諒。啊，這孩子知道錯在哪了，因為我沒有明確地告訴他，所以孩子感到不安啊。我消除了聲音中的怒氣，把孩子叫了過來。

「小旭，你聽媽媽說。」

孩子因為哭泣肩頭抖動，投出哀切的眼神。

「媽媽隨時都會原諒你，媽媽也知道小旭的心情，不管你做出什麼舉動，媽媽都能夠理解。」

孩子抖動的身軀稍為緩和下來。

「但是其他人並不知道，他們只會看到做出那般行為的小旭，如果你打了朋友，那麼對朋友來說你就會變成打人的人。」

帶著孩子到家後又平靜地對他說了一次，回顧當時的情況並指出孩子不對的地方。

－先動手的人是小旭。

－小旭破壞了朋友在玩的玩具。

－朋友對你發脾氣，所以小旭也生氣了。

－只要小旭生氣就可能發脾氣。

－朋友對你生氣，但沒有打小旭。

－不管有多生氣，小旭也不能打人。

從那天起過了 5 天後另一天的日記。

20XX.12.14

聽到老公臨時要加班的消息，我說出了很尖銳的話。那一天我的情緒也已經到達極限，在停止了憤怒和淚水之後，我訂定了在幼稚園遊樂區的規則：

1) 不玩恐龍遊戲（包含在地板上爬行的所有遊戲）

2) 不能破壞別人排好的玩具

3) 不說不好聽的話

4) 不大叫

5) 不推打朋友

以上即是到目前以來孩子所做的事。就像人是用雙腳直立行走、遵守先後順序、就算生氣也要克制自己的衝動，這是很理所當然的，一起玩有這麼困難嗎？內心想著「一直遵守這些的規則，隨著時間過去肯定會好轉吧，因為目前只有5歲才會這樣。」今天看到小旭那個樣子覺得相當疲累，真心感到難過。

當然我很清楚，他是從我肚子裡生出來的孩子，只有我瞭解他的內心。面對經常煩躁和發飆的媽媽、還打了比自己更小的弟弟且時常處於不順心的情況下，再加上外界的眼光和無從宣洩的憤怒，就在今日、現在，完全地爆發出來。所有孩子從出生的那刻起，對媽媽來說都是笑淚交織、刻骨銘心的愛，雖然小旭是我寶貝的孩子，但跟其他孩子相比並不是最獨一無二的，因為每一個孩子都很珍貴。想要我的孩子幸福，我孩子的老師也要幸福，我孩子的朋友也要幸福，我孩子的朋友的父母也要幸福才行，真的就是這樣。

「孩子也會有委屈的時候，孩子難過的話媽媽也會難過。」

話一結束就眼眶泛淚，既柔軟又粗魯的兒子，因為柔軟就不粗魯，因為粗魯就不柔軟，這天生的個性該如何是好？媽媽也有責任，那麼就來導正他粗魯的行為、鍛鍊柔軟的心吧！我希望你能幸福，希望你用力去愛，並獲得很多愛，不是從我這邊，而是從那些懂你的人身上獲得許多的愛。

許多父母說，當孩子到了 5 歲左右育兒就會變得輕鬆，因為這時期孩子進到學校和朋友相處玩樂，父母開始有自己的時間，心情也更輕鬆。

與此同時，我也有了新的煩惱。因為孩子到了 5 歲，無法單靠父母的愛獲得滿足，想要交朋友，但卻又害怕被拒絕，因此會故意展現奇怪的舉止來取得關注。孩子偏差的表達方式，有時連我這做媽媽的也會感到很吃力，更何況是朋友呢？

和 ADHD 的小孩對話

① 禁止使用「你爲什麼要這樣？」

小孩子的精力和想像力，基本上遠遠超越過大人，因此也較衝動。即便都是這樣長大的，但大人還是會對孩子生氣並感到厭煩，偶爾甚至不能理解。在那個情緒下，許多父母會直接問孩子：「你為什麼要這樣？」

但是這當下的一句「你為什麼要這樣？」表現出的是指責，而不是問題。孩子知道無論回答什麼都會被罵，索性不說話。於是，父母會接著再問一次：「你到底為什麼要這樣？」

這是在追究。丟了一個無解題，逼孩子直到回答為止，是種很卑劣的做法。倒不如直接說「不行！」給他警告更好些。

「你為什麼要這樣？」這句話一不小心就可能變成否定孩子的存在，因此要更加留意。為什麼會有「遭殃」這個詞，古今中外，小孩子都會闖禍，不管是過去還是現在，孩子們會用石頭把甕打破、用火把稻草捆燒了。開頭是因為有趣，若運氣不好，就會演變成事故，本身天性就是兇殘的孩子很少見的。如果將已經發生的事擱置一旁，追問著孩子他是抱持什麼樣的想法做這件事，那麼在我面前的他，只會成為一個做了不可挽回的失誤、無可救藥的問題兒童。不管在怎樣的事件下，都不能將孩子視為「無法挽救的」存在。孩子不是十惡不赦的，而是能夠溝通、改善的存在。

② 一次只說一個指令

通常發生在在忙碌的早晨，父母會對孩子使用以下的複合句型。

「趕快刷牙洗臉換衣服！書包都整理好了嗎？不是叫你鉛筆要先削好嗎！」

孩子會感到很混亂，不知道是該先削鉛筆、刷牙還是換衣服，他會慌慌張張地邊看眼色，才開始削鉛筆。

「鉛筆等等再削，先去刷牙，快點！哎唷，真是急死人了！」

因為聽到削鉛筆所以去削鉛筆，因為削了鉛筆一大早就挨罵。因為孩子不理解語意，無法只看眼色做事，所以不要怪他。這算是父母表達方式錯誤，進而讓孩子必須看眼色行事的父母的問題了。

一個句子裡面包含太多指令，小孩很難決定優先順序。對孩子來說，依照順序一件件告訴他，除了容易記住，也能減少他思考要先做哪件事的時間。

「飯都吃完了，現在該刷牙了。」
「刷完牙了嗎？那麼要洗臉囉！」
「臉洗好了就去換衣服。」

像這樣，一個句子裡面不要超過兩個指令，如果是對尚未入學的兒童來說，更加仔細地一個一個告訴他也可以。舉例來說，「去換衣服」的單一指令，可以拆解成下列句子：

「睡衣睡褲脫掉」→「穿上褲子」→「穿襪子」→「穿上上衣」。

「一定要這樣一項一項地說明嗎？不會把孩子教育成傻瓜嗎？」可能父母們心中會有這樣的疑慮。即便隨著時間推移，孩子自然也能學習到，但在需要說明的時期充分地向他說明，反而能夠提前讓孩子獨立。聽到明確指令和充分說明成長的孩子們，能有自信擔任所有事情。但是，如果父母不仔細地對孩子解釋，只用逼迫的方式，經常會把孩子變成只會看眼色的笨蛋。

③ 拒絕要委婉

大人們總有忽略且認為孩子們的要求，很無關緊要的傾向。孩子們絕對不是隨意胡鬧，那些要求都有他們的理由和正當性。只是，當他們用較偏激的行為來表現訴求時，所受到周遭投射的眼光才是問題。盲目地威脅孩子暫時要照著父母的意思行動，在當下不管怎樣的教訓都是沒用的。要改善偏激的行為，必須先認可他們的要求。為此，將以下五個字刻印在腦中會有幫助。

「拒絕要委婉。」

「拒絕要委婉」的意思是，孩子的要求即便聽起來多少有點荒謬，但比起果斷地拒絕，給予孩子幾個方案，讓他自己做出選擇，才是對話的要領。在許多時候，孩子就像暴君，一旦啟動，會用足以殺死人的哭聲哭個不停。就像媽媽有不能妥協的點，對孩子來說也有不能退讓的慾望。不要以大人為由，來打壓小孩，而是身為大人的媽媽要先軟化。

情況 1 激動地想知道，初次看到的恐龍名字的孩子，和害怕爬蟲類的媽媽

孩子：媽媽，這是什麼恐龍啊？

媽媽：不知道耶。

孩子：你明明就知道啊啊啊！

媽媽：媽媽真的不知道呀！（超級委屈）

孩子：你知道的啊啊啊啊啊！

媽媽：你聽媽媽說，媽媽一直到現在，對恐龍的名字從來都不好奇。到你 5 歲的時候，媽媽只知道暴龍，現在你知道的恐龍名字，也是我知道的全部。媽媽不喜歡地球科學，甚至連世界地理都不喜歡。連現在住的這塊土地上以前住著什麼樣的生物，為什麼後來消失了，也完全不想知道。

孩子：啊啊啊啊啊啊……告訴我嘛！！！！

這只是一位很真誠地在拒絕的母親，這種方式，不管拒絕的說詞有多長，都是沒有用處的。

情況 2 想吃冰淇淋的孩子，和害怕孩子咳嗽的媽媽

孩子：媽媽，我想吃冰淇淋。

媽媽：你在咳嗽，吃什麼冰淇淋。

孩子：我！想！吃！冰！淇！淋！

媽媽：不行，改天吧。

孩子：啊～冰淇淋！！！！！！！

媽媽：如果吃了冰淇淋咳嗽變嚴重，就要住在醫院裡面，還要打針，你想住醫院嗎？

孩子：我不想打針，也不想住醫院，我只想吃冰淇淋啊！！！！！！

這是固執的孩子和假裝有邏輯的媽媽之間的戰爭。媽媽說自己也會有不知道、或是無法為孩子做的、以及不喜歡的事物，其實孩子是很難接受的。這時，為了不傷透孩子的心又要能使他退讓，媽媽要率先丟選擇題給他。拒絕要委婉，並用最大的真誠並搭配充分的說明。

情況 1-1 激動地想知道，初次看到的恐龍名字的孩子，和害怕爬蟲類的媽媽

孩子：媽媽，這是什麼恐龍啊？

媽媽：就是說啊，媽媽也不知道這是什麼恐龍耶。

孩子：你明明就知道啊啊啊！

媽媽：媽媽真的不知道……但是牠嘴巴的形狀長得跟三角龍很像！

孩子：那麼牠的名字是什麼？

媽媽：媽媽先把牠記下來，長得像鴕鳥、有三角龍嘴巴的恐龍……等等來找看看。

情況 2-1 想吃冰淇淋的孩子，和害怕孩子咳嗽的媽媽

孩子：媽媽，我想吃冰淇淋。

媽媽：這樣啊，我們寶貝好久沒吃冰淇淋了對不對？

孩子：嗯！很久了。

媽媽：可是要是咳嗽變嚴重該怎麼辦？

孩子：沒問題的，咳嗽也沒關係！

媽媽：如果今天吃了這些冰淇淋，晚上睡覺會一直咳嗽，可能還會嘔吐，這樣也沒關係嗎？

孩子：才不會呢，我不會嘔吐，所以買冰淇淋給我啦～媽媽，拜託你。

媽媽：這樣好了，我們不要買冰棒，我們去買整桶的冰淇淋。

孩子：為什麼？我喜歡冰棒。

媽媽：因為冰棒拆開就要一次吃完，買桶裝的可以吃少一點。今天先吃少少的，等到咳嗽完全好了，那時候我再讓你多吃一點。來挑小旭喜歡的口味吧！你喜歡什麼味道？

孩子：這個！綠茶口味！

不懂得退一步的孩子，由媽媽先做出讓步就能減少爭執。雖然第一次會比較困難，但經過反覆練習，就能熟悉這樣的對話方式。就算怒火中燒，想馬上追過去抓他頭髮，或是轉頭過去消音罵髒話，都能變成在孩子面前，用著一貫的表情和溫和的語氣說出「有誠意的拒絕」，只要透過鍛鍊就行了。

④ 反覆說明

一句「不行！」就能解決的事，要用兩、三句說明是件很麻煩的事情。飯煮到一半、衣服晾到一半、吸地吸到一半，暫停手邊所有動作，反覆說明到孩子了解為止都快要氣炸了，要是做到這地步孩子也還是無法理解，自己會感到很無力吧。抓著聽不懂的孩子，整天嘮嘮叨叨的究竟有什麼意義？想必偶爾也有過類似的想法吧。

「到底要提醒你到什麼時候？」
「這種東西一定都要每天教嗎？」

這孩子做出同齡孩子們不會做的舉動，大家本能迴避的危險、不乾淨不衛生的事，以及會自然照著做的這些規則，並不存在於孩子的潛意識裡。大致上孩子都不知道這些，所以只能一字一句向他說明。因為他沒有察覺危險或見機行事的能力，這是生了孩子的媽媽的宿命啊。

真正傷心的是，即便做到這種程度，孩子還是會不斷地出現相同的錯誤，這種情況下能做的依舊只有反覆說明。在這過程中，必須要留意的是如果大聲說話，孩子則不會快速記憶在腦中，生氣是沒有用的，但也不需要過份親切。

如同智能語音一樣拿掉感情，重複相同的話，直到孩子記起來為止，每一天都像第一次一樣，說明哪裡做錯了。這些孩子接受規則需要花相當多的努力和時間，不過一旦接受了，就會根深蒂固。

⑤ 引導孩子的情感（共感型）

情況 1 想從高處跳下來的孩子，和想要阻止的媽媽：

媽媽：不可以從高的地方跳下來！

孩子：為什麼？

媽媽：因為會受傷。

孩子：但是我之前跳下來都沒事啊。

媽媽：如果一個不小心就有可能會受傷。

孩子：我會小心的。

媽媽：說了不行就不要做，快點下來！

孩子不是在頂嘴，只是在闡述自己的主張。站在孩子的立場來看，他說得也沒錯，因為至今跳下來都好好的，因此有自信之後跳下去也不會受傷。最終是因為媽媽發飆，孩子在不滿的情緒下勉強妥協。但這種方式的教導是不會有成效的，隨著時間過去，在相同的情況下發生相同爭執的可能性很高。

比起邏輯，偶爾動之以情會更有成效。特別是在同理心強和媽媽關係融洽的孩子身上，能夠立即看見效果。

⑥ 具體說明本人可能遭受到不利的事項（邏輯型）

偏向理性思考的孩子，比起動之以情，明確地告訴他實際的前因後果會更恰當。

「沒錯，到目前為止你都能好好跳下來，沒讓自己受傷。但是，所謂事故就是不知道何時會發生，所以你也有可能會遇到。即便是練習無數次的跳水選手，也有因為失誤而受重傷的情形發生。如果運氣差一點，不小心掉下來，可能你這輩子都要躺在床上，沒辦法外出了。」

明確地向孩子具體說明，因為錯誤的舉動可能遭遇到不利的實際案例。在大人的指責下也無法收斂的孩子，大多是因為他們找不到該停下來的理由。告訴他失誤的代價，啟發他必須要停止動作的理由。

以上6點對話原則不管是誰都適用。今天對孩子的嘮叨，絕對不是白費苦心，身為父母這般努力的付出，終究會讓孩子的內心變得強大，也能成為豐厚的資產。因此，加油吧～

7 歲，幼稚園休學

孩子的生活比想像中順利，雖然總是圍繞著大大小小的事故，但僅止於「在幼稚園裡會發生」的範疇裡，而大部分的家長都很大器地接受我的道歉，所以即便在幼稚園裡，孩子的事也不會被視為大問題。隨著時間的增長，孩子越來越能溝通，也有了合得來的玩伴。但就在放心想著，繼續依照這樣下去就能順利地從幼稚園畢業時，突然間生活起了裂痕。

看到孩子從 5 歲多到 6 歲，一直到過了 7 歲漸漸穩定的狀況，而有了希望，但是就在即將滿 8 歲之際，個性突然變得極為散漫。之前因為過於躁動的言行引人關注，但現在的他打算拒絕接受所有幼稚園的功課和規則。

這道裂痕以無法收拾的速度加速蔓延。

在課堂中和朋友偷跑出教室，會不會跑到樓頂？下課時間獨自躲在幼稚園的院子，會不會弄得亂七八糟？令人提心吊膽的戲碼每天都在重複上演。幼稚園雖然歸疚於管理疏失而道歉，但我卻有種自己才是罪人的感覺，彷彿是我的孩子為事務繁忙的老師們增添了兩倍的辛苦。

「當他失控請打來家裡，我都會在家，隨時都可以接他下課。」

我這樣難道是過度關心嗎？幾乎三天兩頭就會接到幼稚園的電話。

「小旭媽媽，我們馬上要出發去森林，但小旭整個早上都很漫不經心。」

「小旭媽媽，今天要去郊外野餐，但小旭整個人坐立難安的樣子。」

「小旭媽媽，小旭今天特別躁動。」

我說我都會在家，其實是希望能為老師的內心帶來小小喘息的空間，但是沒想過會到這種地步。接著連續三天，孩子進幼稚園不到 1 小時，就又接回家，於是我想是時候該做個了斷了。假如這種情況持續下去，幼稚園應該會和我反目成仇吧！於是，我決定不送孩子去幼稚園了。老師一邊感到很惋惜，但也沒有強力地挽留。我能理解老師的心情，因為他總是帶著忐忑不安的心照顧著小旭。由衷感謝老師在這段期間付出的辛勞，而休學是對彼此最好的選擇。

頓時覺得「心情怎麼可以如此輕鬆」！現在早上不用為了應付兩個要上課的小孩而感到焦頭爛額、破口大罵；也不用再擔心電話那頭，傳來幼稚園老師的聲音。我想這真的是心境上的轉變，但在弟弟進了幼稚園後的時間，即使身邊仍然要帶著孩子，就算再怎麼不便，對我來說都稱得上是自由。孩子再過半年就要上小學了，季節由秋轉冬，空污品質 app 每天都亮起紅燈，就算這樣我們也還是會出門走走，哪怕是孩子和我的生活也亮起了紅燈。

我們到了堤防的公園，我慢跑、孩子騎著腳踏車你追我趕，這樣的時光還不賴。雖是在冷風中，但跑沒多久就汗流浹背、氣喘吁吁。孩子和我現在在這裡流著汗、喘著氣，是我們活著的證據，所以，我們會堅強地活下去、努力往前奔跑。

除了在市區之外，我們也會背著背包去爬山。背包裡準備了水、零食、美術用品。爬山途中遇到的人都向他問好，孩子也跟著我打招呼，就算回應的聲音不大，我也不指責他。只要讓他知道用問候的方式，能夠與初次見面的人有交流，這就夠了。到了要下山的時候，我會把垃圾、洗水彩的水以及孩子作畫的石頭全都帶下山。我希望能夠教孩子最正確的行為。某一天孩子的爸在教我開車時，我問：「就這樣直接穿越雙白線到對面的加油站不行嗎？其他車也都這樣開，你幹嘛要教我迴轉？」孩子的爸是這樣說的：「妳目前還不熟練，如果先做錯的就會不知道錯在哪裡，到時候妳只會認為錯的就是對的，所以必須先學正確的觀念才行。」

這正是我教導孩子的想法。孩子的潛意識中無法辨別，一般人該有的各種道德規範，因此至少想讓他避免產生這方面的缺失。

我們幾乎每天都去圖書館，雖然我沒辦法像在幼稚園上課一樣，給他很多的體驗，但圖書館是我和孩子能一同去旅行的唯一通路。在書的世界裡面，我們暢行無阻。這六個月來，我們在圖書館低聲閱讀的圖書足足有五百本。孩子在圖書館也會盡力控制自己的聲量和動作，圖書館是練習安靜的最佳公共場所。

和孩子二人度過的時間，比想像中來得要忙碌且愉快，並不是說沒有任何問題，那對我們來說是不可能的。孩子雖然從幼稚園休學，但是弟弟依然正常上課。每次看到沒背書包卻一起接送弟弟上下課的孩子，鄰居媽媽和孩子的朋友們，都會不約而同地問道：

「小旭，你現在不去幼稚園了嗎？」

「弟弟有去，為什麼你不去？」

每當那時候我都只能尷尬地笑笑，這時的孩子會怎麼想呢？

有一天，帶著弟弟去幼稚園，正巧碰到了小旭的同班同學們站在鞋櫃前，等待娃娃車。他們一看到小旭既開心又好奇，並熱情地向他搭話：

「小旭你現在都不來幼稚園了嗎？為什麼？」

「小旭，你現在不來幼稚園了嗎？什麼時候才會再來？」

「我今天在幼稚園裡看到小旭弟弟了！小旭為什麼你不來？」

不知是否對傾瀉而來的關心感到害羞，孩子尷尬地笑著回答說：

「我現在無法去上幼稚園，因為我太不聽話了……」

被這番話嚇到的我，趕緊對其他小朋友們說：

「是因為阿姨想要和小旭相處多一點時間，所以決定在上小學前和他在家一起玩，大家明年上小學的時候就可以見面了！」

他們接著問孩子沒去幼稚園的這段期間，和媽媽一起在家的感覺怎麼樣，孩子大力地點頭說很開心。就算這樣，孩子還是認為是因為自身的問題，才被幼稚園給趕了出去。看來在決定不去幼稚園的當下，他察覺到了某些跡象。我又再度明白，必須好好調整及控制表情和語氣才行。

對認為是被幼稚園趕出來的孩子來說，看到在幼稚園過得很開心的朋友們，應該不會太開心，於是我決定讓弟弟搭娃娃車上下學，這樣小旭就不用到幼稚園，也不會遇到關心的家長與朋友，更不用每天都重複回答相同的問題。看似彷彿要動搖原有的安穩生活，竟慢慢地成為日常的點滴。

自主學習時間表 (Home Schooling)

這半年我們的學習課程大致為下列時間表，配合天氣和狀況彈性調整。

		星期一	星期二	星期三	星期四	星期五
上午	第 1 節	散步	打掃&茶道	散步	散步	電影觀賞
	第 2 節	國語	國語	國語	國語	電影觀賞
下午	第 3 節	圖書館	登山（水彩遊戲）	圖書館	繪畫	圖書館
	第 4 節	圖書館	登山（水彩遊戲）	圖書館	繪畫	圖書館

① 散步

每週 3 次到堤防邊步道慢跑，不但為我的日常生活注入活力，也培養孩子一定的體能。問題是孩子跟不上我跑步的速度，原本以為自己喜歡跑步的孩子，與其說喜歡「跑」本身，準確來說是為了做自己喜歡的事，而不拒絕「跑」這件事而已。幾經思考，就讓孩子騎單車、我慢跑。

② 登山＋水彩遊戲

當我知道孩子會為了想達成目標，更積極身體力行之後，我提出了建議。

「小旭，我們要不要去爬山？我們去山頂用水彩畫畫吧。」

拿出在家無法使用「水彩」的這張協商卡牌，孩子的眼睛馬上閃閃發光！孩子有了「水彩遊戲」這個目標，就算是上坡路段也能輕易爬上去。在白紙上擠上水彩，讓他玩印花畫，也讓他在漂流木和石頭上著色。水彩遊戲結束後，我們就一起把那個地方整理乾淨，不留下半點痕跡，這是身而為人必須遵守的基本原則。我也希望孩子能擁有最正確的道德觀，即是哪天還是犯錯了，也能夠成為守護孩子的保障。

③ 打掃&茶道

如果外頭空氣品質非常不好，我們則會待在家中，因為在家也有許多事要做。每兩天我們就要一同打掃一次，孩子的固定工作就是將書本整理好、放回書櫃裡，將玩具分類歸位。孩子看到用自己的力量而變得乾淨的屋子，會感到很有成就感，我也會不斷地稱讚說：「都是小旭的功勞喔！」

我們經常會在掃除結束之後喝茶，除了將沸騰的熱水倒入茶壺之外，其他茶道的所有順序我都交由孩子動手。隨著時間增長，孩子熟練地計量茶葉克數，耐心地等待著茶葉舒展開來，並且也養成手部的調節力，能穩穩地將茶湯倒入茶杯裡。

④ 國語課

孩子到了快 8 歲時，不會讀也不會寫注音符號。比起為了讓他快點認字，我認為對於尚未入學的孩子來說，更加需要懂得推論事物和對於狀況的理解力，所以國語就讓他順其自然！但是冬天一過，孩子就要去上小學了，入學後，我不想讓孩子在環境變化的壓力下，還要面對學習的壓力。所以我去買了教材親自教導他，僅僅 4 天！我就舉白旗投降了。孩子問為什麼「ㄍ」和「ㄚ」碰到要念「嘎」，我想我肯定沒有足夠的耐心跟能力說明到讓孩子聽懂！

每天讓他看 10 分鐘的《注音教學頻道》，並讓他聽寫當天學到的單字。就這樣 6 個月如一日，孩子堅持下來的結果，連一般不在卡通範圍裡的字也都會讀了，可以去上學了！所以說千萬不要小看兒童教育頻道。

⑤ 圖書館

我們每兩天會去一次圖書館，圖書館的 2 樓窗邊，放著一張沒有靠背的長沙發——這是我們的固定席。孩子喜歡有關恐龍和自然生態的書籍，我則是對繪本比較感興趣，我們會彼此選書給對方看。

孩子只看同類型的書，我也從不干涉。因為我們會一起閱讀對方的書。當孩子知道除了恐龍書，還有其他很有趣的書時，自己會馬上走到繪本區前晃來晃去。有時候，我們也會一起試著畫出書中印象深刻的畫面。雖然為了畫一個巨大的西瓜游泳池，在當天就把紅色水彩全用光了，不過專屬我們共享的成就感，卻能維持很久。

⑥ 電影觀賞

星期五是玩樂的日子，我們決定不做任何有產能的事。爆了一盆爆米花，整天坐在黑漆漆的家裡看電影。看完電影後，會自然地分享各自的觀後感，孩子對於電影內容的理解力極高，這讓我很驚訝。

例如說影《料理鼠王》中，「美食評論家柯柏的小時候」，在沒有任何說明下直接展開時，孩子會有點看不懂，但馬上就意識到那是「回想」的畫面。電影結束後，我試著問他，柯柏吃了普羅旺斯雜菜煲為何會那麼開心，孩子一副理所當然的表情回答道：「因為在他成人之後，能再次吃到與媽媽做的普羅旺斯雜菜煲一樣的味道！」孩子很明確地掌握故事的節構與脈絡，這樣就沒問題了！即便之後上小學，也不會因為課程內容徬徨不已，我可以放心了。

在孩子看完了《冰雪奇緣》，也針對他的理想型進行了一番討論。

「小旭啊，你以後想跟安娜結婚？還是想跟艾莎結婚？」

「艾莎！」

「為什麼呢？」

「因為她很有想法。」

「但是安娜不是很活潑又有朝氣嗎，感覺和你比較合得來耶！」

「嗯……也是有可能啦，但是媽媽，世界上並沒有安娜，也沒有艾莎啊。」

「找跟艾莎相似的人就好啦，你的女生朋友中誰最像艾莎呢？」

「嗯……書婷？」

孩子很喜歡星期五，而我喜歡的程度也不亞於他。因為什麼都不用做的星期五，讓我的情緒不再緊繃，變得柔軟，所以我們比平時聊得更多。

其實和孩子一同渡過的每一天我都很開心，無時無刻都在想，讓他幼稚園休學是對的決定。

想上廁所，不是你的錯

一開始孩子一天上廁所的次數是 3 次，但在幼稚園休學在家學習約兩個月的時候，上廁所的次數足足有 5 次。不知何時開始小便次數變得頻繁，轉眼間症狀愈發嚴重。

一開始很生氣，因為剛上完廁所的孩子，不到 1 分鐘的時間，又要去廁所。結果上不出個幾滴，真的讓人很火。尤其是外出每 5 分鐘 (在外面忍耐 5 分鐘) 就要去找一次洗手間，這讓我徹底爆炸了。更不用說搭車時的不便，試過哄他、說服他以及生氣。

「小旭，你現在不尿，等等又要去上廁所了。」

「你只是感覺想尿而已，結果不是上不出來嗎，先忍忍看好嗎？」

「你到底要上幾次廁所啊？」

我的耐心已達極限了，在「煩不煩啊！」就要脫口之際，突然想起了那個單字——「頻尿症」，「這孩子該不會是頻尿症吧？等等，為什麼會頻尿？」孩子自幼稚園休學後，我整天的心思都在他身上。大多數的媽媽把孩子送去幼稚園，過著屬於自己的時光時，我的每分每秒都是和孩子一同渡過。到底哪裡做得不夠？怎麼現在又會有頻尿症？每次孩子去廁所的時候我都會生氣，我越是生氣，孩子就越是看我眼色，然後更常跑廁所。無時無刻跑廁所的孩子和受不了孩子那樣的我，出門就是一團亂，於是我們就盡量減少外出。

在某個不得已必須外出的週末，因為孩子的需求停了3次車，才出發沒多久孩子又感受到尿意。「我要尿尿……」就算我知道孩子是如何艱難地開了口及感到內疚，但我卻還是說出尖銳的話。

「現在沒辦法停車！忍住！」

那時孩子的爸不發一語地將車停下，扶起坐在後座的孩子。爸爸將水瓶裡的水倒掉，讓孩子尿尿，並對他說：

「小旭，想上廁所不是你的錯。人本來就會尿尿，有時候次數比較多，有時候次數比較少。當你想尿尿時，可以馬上說出來，不管怎樣，爸爸都會幫你的。」

尿尿不是孩子的錯，沒錯！就算發脾氣也不能解決問題。矛盾的是我，氣那個將脾氣出在錯不在他的孩子身上的自己，選擇用怒氣來紓發不滿的自己。憑藉自己判斷一滴尿忍著也可以，而要求孩子。反觀，身為大人的我連一點怒氣都控制不了，還要孩子忍住生理的需求，多麼刻薄啊！我藉此大大的反省，也將孩子的爸說的話銘記在心。

1. 想上廁所，不是你的錯。
2. 有時候次數比較多。
3. 當你想尿尿時，可以馬上說出來。

當孩子猶豫著說想去廁所的時候，我就會複誦這三個句子。在不斷複誦的情形下，不知不覺成了我的真心話，我也不會對在外面急著找廁所的孩子發脾氣了。

孩子的爸也履行約定，真的一次都沒說過：「現在不方便，先忍著」、「剛剛才上過，現在又要上」、「都長這麼大了，還尿在水瓶裡」諸如此類的話。

「想尿尿嗎？那要趕快去。」

看著牽著孩子的手，邁開大步的爸爸的背影，給人十足的信賴感。而邊牽著爸爸結實的手，邊走著的孩子的背影，又比之前看起來更加放鬆了。

但是，症狀還是不見一絲好轉，仍舊不到 5 分鐘就要跑一次廁所，結果站在馬桶前怎麼用力就是上不出來。再過一、兩天就要入學了，因此內心焦躁了起來，不過我們奮力保持冷靜、也都沒有提及。因為都知道各自該做的事，大家也都努力了，不必要用無解的抱怨，使彼此的內心變得黯淡。

即將迎來入學日 2 月的某一天，我和孩子的爸幾乎同時發現，孩子上廁所的次數一下減少許多。但我們很有默契的對此支字不提。就像害怕好事一說出口，隨即幻滅一樣。這一路上經歷了太多，眼下只要專心守護著孩子就好。

在開學典禮的前一天，收到來自學校的學生基本調查表。我在健康狀態欄寫著「ADHD 和頻尿症狀。症狀雖持續了 4 個月，但好轉了許多，現在幾乎沒有再出現過了。大概是因為對新環境感到陌生，暫時出現的症狀，請多加理解。」出乎預料之外，孩子的頻尿症在入學後就沒再發生過了。

「我的孩子應該要沒有任何煩惱、也不可能有心理疾病」，我一直否定孩子的頻尿症與心理因素有關。認同了這件事的當下，我很害怕那段期間，對孩子傾注的時間和努力是否不恰當。回想了一下，在成天與我在一起的孩子面前的我，說了幾次有關「學校」的話題呢？

「學校不像幼稚園，可以說不去就不去。」
「現在即將要去上學了……」
「在學校裡……」
「去到學校的話……」

這些話有多禁錮孩子的內心啊？入學日近在眼前，我日益漸增的不安，就這樣轉嫁到了孩子身上。因為孩子不知如何排解內心的焦慮，所以不自覺的藉由上廁所來轉移。

想上廁所，不是你的錯。
有時候次數比較多。
當你想尿尿時，可以馬上說出來，媽媽會幫助你的。

害怕去學校，不是錯事。
有時候會不想去學校。
如果害怕去上學，可以馬上說出來，媽媽會幫助你的。

說不定對孩子而言，聽起來是相同的話。最終，問題與答案都不在孩子，而是在我身上。我想，一路上不斷打擊我，卻也讓我一直接受挑戰的，就是養育孩子了吧。

第2章

終於，上小學了

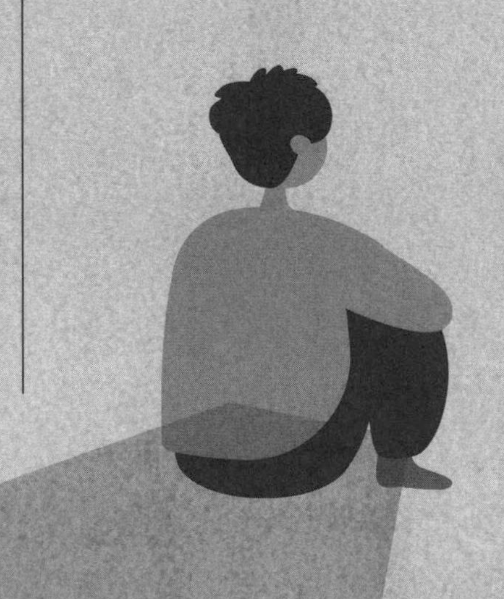

開學那天

懷抱著不知道是恐懼還是興奮的心情迎來了 3 月。開學典禮那天，所有家長的視線只望著自己的小孩，不知孩子是對新環境感到好奇而四處張望，還是為了找媽媽而戰戰兢兢，又或是想上廁所卻只能忍耐著而顯得坐立不安。在家長席上，我坐也不是、站也不是，總是觀察我家孩子的臉色和心情，殷切地向他揮著手，無暇顧旁事。當然，在我們的班級裡，所有家長除了最在意自己的小孩以外，還對班上另一個小朋友印象深刻。

那就是我的孩子，小旭。

開學典禮是在學校禮堂進行，孩子被分配在 1 班。同行的鄰居姊姊說為什麼偏偏是 1 班，聽到她說 1 班的班導通常是主任老師，所以時常因為處理校務。容易忽略學生狀況而使我感到憂心。就算非她所言，但老師事務繁忙，他會有餘力關心我的孩子嗎？帶著忐忑不安的心看到了班導師。「任誰看了都覺得是主任老師的長相」，剛毅的眼神和厚實的嘴型，他站在講台上，叫橫衝直撞的孩子們排列整齊，將坐立不安的家長安排到隊伍外，一連串的口令極其老練。

幫助孩子 3 月的校園生活，是位 6 年級的學伴哥哥，他牽著孩子的手帶他走向禮堂上的看台，但他卻一直往後退。或許是內心感到不安，突然間，孩子看著牽著自己手的哥哥，反覆地叫著在前頭的班導師及家長席上的我。雖然我不曉得發生什麼狀況了，但還好孩子沒有因此脫隊。

從看台上下來的孩子一直觀望周遭環境、扭著身軀，學伴哥哥一直用手將他固定在原位，很慶幸孩子是交付給一個體格特別好的哥哥。但是在孩子幾次試圖逃脫下，哥哥發現他無法控制孩子。看到孩子用一臉不滿的神情抓著哥哥的手，我不自覺露出了苦笑，在心裡說著：「哥哥啊，拜託你囉，真不好意思，謝謝你」。

開學典禮結束之後，跟著班導師的指示前往教室。家長們站在教室後方，大家都將視線固定在自己小孩可愛的後腦勺上，並露出欣慰和激動的表情。但總是有一個視線強奪者，逼得大家轉移目光。

所有小朋友都將雙腳併攏放在桌子底下，從頭到腳遵守規矩、端正地坐好看向黑板，只有一個孩子不同於他們，將兩隻腳伸出桌外，不停亂動發出聲音。在大家自我介紹的短短的時間裡，能被老師點名 5 次以上，就是我家那一位，想必大家應該也都記得他的姓名了。對於家長之間的交頭接耳，我感到莫名的緊張。當這場令我冷汗直流的見面會結束，家長和小朋友們都紛紛離開教室時，我悄悄地走向老師，一邊在意著背後的目光一邊說：

「老師您好，我是小旭的媽媽，我家孩子的舉動比較大一點……。」

「喔，小旭媽媽您好，對，是有一點。」

老師並沒有露出一副嫌麻煩、難搞或憂心忡忡的神情，反倒是展現出一派輕鬆的態度。那一瞬間，我的直覺告訴我：「孩子遇到懂他的人了！」

開學的同時，孩子成了被關注的人物，連我都很擔心坐在孩子旁邊的那位小女生，她整個僵硬的圓臉，相信其他家長們一定也擔心的要死。今天不過是一場開學典禮，我就整個人筋疲力盡，當晚我整夜熟睡，連夢都沒做。

要接送孩子上下學
到什麼時候呢？

3 月上學的路上鬧哄哄的，因為許多家長都會送小孩上學。真正要去學校的當事人很悠哉，但媽媽們神色擔憂，緊牽著孩子的手往前走，人潮中，偶爾也會看到西裝筆挺的爸爸們，不過只有父母們在窮緊張。

一個月過後，進入了 4 月。去學校的路上，家長明顯少了很多。這些少數仍送小朋友上學的家長們，開始煩惱了起來。

「要送小孩上學到哪時候？要送他到哪裡呢？」

答案很簡單。一直陪到孩子覺得「我可以自己上學了」、「送我到這裡就好了」的時候。

穿越校門、進到教室的瞬間，孩子的選擇權就少了很多，因為基本上學校是個教導順從的地方。在進到教室之前，光是讓他自己選擇要怎麼走、和誰走，多少都能讓他重拾一點自主權。

如果是獨立的孩子，馬上會產生興趣，想要一個人去上學。假如是依賴型的孩子就會比較想要多一點的陪伴（依賴並不是一件壞事，如同個性獨立有獨立的優點、依賴的個性也有其優點。不要忽略天生的傾向，而將自己的孩子拿去跟別人的孩子做比較）。我的孩子想要一直有媽媽陪，他希望到了 2 年級、3 年都還是要繼續陪他，到進入學校之前跟我約定了好幾次，我也都答應了。我說：「只要你想，不管到何時我都會陪你」，而我也真的有此打算。如果送孩子上學就能給他安慰的話，那也沒什麼理由不陪他。

我們在去學校的路上聊了許多，因為上學讓他感到緊張有壓力，對此忍耐到達限度的孩子，不斷地宣洩他的憤怒和不滿。因此能夠利用送他上學的這段時間傾聽他，我感到很幸運。孩子可以表達自己想法，我也覺得很開心。

「我不想去上學，我真的不喜歡學校，老師都只罵我，其他小朋友也都只站在老師那邊，學校一點都不好玩。」

「對啊，上學真的很討厭吧，媽媽唸書的時候，也真的很討厭每天一早就要到學校去。」

「但就算這樣也還是要上學。」

「大家也都是這樣啊。像那些 6 年級哥哥們，其實也不想去學校吧，但還是去了。因為大家都在去了之後發現，上學也沒有想像中那麼討厭。」

「我就是很～討厭耶，整個都不喜歡。」

「聽到你這麼說媽媽覺得很捨不得，你想要媽媽怎麼幫你呢？」

「我希望媽媽當我的老師。」

「但就算媽媽真的可以當老師，應該也不能當你的班導師啊。」

「為什麼？」

「本來媽媽和兒子就無法在同一班，媽媽小時候班導師是我媽媽的朋友，現在學校規定不能這樣了。」

「真的好壞，學校真的好討厭。」

一路上就這樣邊走邊聊些日常，不知不覺抵達了校門口。這時又開始有了另一項煩惱，「要在校門口就分開嗎？還是要送他到穿堂？」

一開始我很顧忌送孩子到穿堂，因為絕大部分的家長只將小孩送到校門口，就揮手讓他們自己進去，我並不想穿越他們，進到他們的視線裡。我擔心，其他家長們察覺到我對孩子的不安，更害怕他們對孩子會因此產生偏見。而且在聽到和孩子上同一個幼稚園的朋友們說：「小旭到現在還是和媽媽一起來耶，我們都可以自己上學了。」就更加不想這麼做。

「送？不送？」即便每天都一樣糾結，但也無法狠下心將孩子丟下，所以我總是一邊在意著後腦勺的視線，一邊帶著孩子走到穿堂。就算這樣，我還是擔心其他同學會嘲弄孩子，所以我會盡量克制做出像是抱抱、親親、比愛心等愛的表現。在進教室前，孩子要求一個擁抱，我也只是趕緊抱了抱他，馬上轉身離開，深怕別人看見。

就這樣過了1個月左右，在穿堂再次碰到孩子的朋友們。其中一個聰明穩重的孩子，突然用一副相當羨慕的表情說：「小旭真好，我也想和媽媽一起來，但我媽媽說要我自己上學。」這是他內心深處的真情告白吧！

「他不管怎麼飛、怎麼爬，最終也都只是 8 歲的孩子。雖然看似接受了必須要自己上學這件事，但內心還是期待與媽媽一起上學的年紀。」在這之後，我能用比先前更輕鬆的心情，牽著孩子的手穿越校門。只要抵達穿堂，我一定會擁抱孩子，然後大力地揮手，直到走上樓的孩子的身影完全看不見為止。

11 月中旬的早上，距離放寒假還有 1 個月，那天弟弟幼稚園的娃娃車，已經晚了好一會兒時間都還沒有來。當下的情況是，如果一直等弟弟的娃娃車到，那麼小旭上學就會遲到。我因為內心感到很焦急，所以不斷地跺腳，但孩子卻說了一句我想都沒想過的話：

「媽媽，今天我可以自己去上學。」

我吃驚地回頭，孩子已經轉身走了一小段路。直到他變成小點消失在我的視線裡，我的目光都無法從他身上挪開，這個背影將永遠深深的烙印在我心底。

從那天起，孩子就開始獨自去上學了，這是他的選擇。雖然是某天突然做出的決定，但是做出這個決定的勇氣，可不是某一天突然產生的。讓他獨自去學校的力量，是來自孩子的內心，而媽媽無條件的陪他上學的那段期間，漸漸在他心中凝聚累積了可以勇敢的力量。約定好送孩子上學、一路上母子間的對話、孩子進教室前與我的眼神交會、揮手跟我道別⋯等，我相信，是這些點滴集結起來，讓孩子更有勇氣向前邁進。

所以，我很有自信地向所有爸媽說：「陪小孩一起開開心心地去上學吧！直到他們決定要自己上學為止。不要在意其他家長或小朋友們的眼光，只要好好感受屬於你們自己的步伐。讓他們自己做決定，也相信他們做的決定，或許你會發現，他們學會獨立的時間遠比你想像中來得快。」

小旭媽媽，為什麼您要畏畏縮縮的呢？

每天都帶著不安陪伴孩子上下學，約過了 1 個月左右，S 是經常會在早上碰到的隔壁班的女孩子。因為一次摩擦，兩個人每次碰到面時就會爭吵，而偏偏那天孩子的反應特別激動，即便在陪他走到穿堂的這段路上，兩個人也一直你來我往的叫囂，甚至我的孩子嘴中竟吐出：「我要殺了妳！」孩子被大人罵了一頓後，我自己也不知不覺地握緊了拳頭，而某一位家長用不爽的眼神瞪著孩子，這下麻煩了。

從開學典禮那天起，孩子表現出不安定樣子，已經在很多家長腦海裡留下深刻的印象，如果再加上剛才發生的事，他不就會被貼上「暴力危險的孩子」的標籤？淪為議論的對象。我因為內心不安，整個上午都無法好好工作，等到了放學，我馬上衝上教室去找班導師。我跟班導師徹頭徹尾地說明，希望班導師能向 S 的家長轉達我的歉意。老師先是沉默了一會兒，才開口說：

「小旭媽媽，為什麼您要那麼畏畏縮縮呢？這種態度，對孩子來說沒有任何幫助。」

瞬間，我整個人醒過來了，班導師說出完全預料之外的回覆讓我顯得不知所措。早上孩子的言行，任誰看來都是不對的，所以，我想在孩子的舉動被視為問題之前預先解決，並擋下可能會射向孩子的箭。只要孩子能夠順利地去上學，要我彎幾百次的腰都沒問題，鞠躬和道歉可是我在養育 ADHD 孩子所獲得的新技能，但老師卻說這樣的姿態對孩子沒有任何幫助？

「目前還沒有任何人追究小旭媽媽的責任，為什麼您會有先道歉的念頭？在學校裡這種事很常發生，難道每每這時候班導師就要打電話去勸某某家道歉嗎？我該保護的對象不是只有我的學生，小旭媽媽顯然也是我該保護的家長之一。既然選擇了公立學校，無論是誰，都有受到學校保護的權利，如果小旭媽媽像現在一樣畏畏縮縮的，那麼孩子也會無法感受到被保護的感覺。」

這是第一次，從沒有人跟我說過這種話。在這之前，我都將保護者的角色執行地相當徹底，調解孩子和他周遭的人，而在過程中也避免孩子受到傷害，這是身為保護者的我主要的角色。長期護在孩子面前擋下所有尖銳的眼光，無視自我內心的變化，依然堅決悍衛著他。對那樣的我來說，第一次有了「被保護的權利」。在孩子的班導師面前，我既是學生的監護人，同時也是一位有權利不受到其他家長偏見攻擊、被保護的大人。

孩子的第一位班導師，是位會傾聽每個家長、卻不易受動搖，有著中心思想的人。這位班導師說學校必須要對所有的學生負責。能夠遇見這樣的老師，對我們來說何其幸運。孩子的小一生活雖然不是一帆風順，但每在關鍵時刻，老師絕不會袖手旁觀。

關於孩子的事，是否要完全據實以告呢？

一般來說，3 月這一整個月裡，班導師在瞭解孩子的狀況後，會在 4 月透過每週親師會和父母分享資訊，這是很正常的流程。因此，孩子在就學前，如果在幼兒教育機關（幼稚園）沒有發生太大的問題的話，就不需要進行過多商談。但是像孩子，是連周遭的人都察覺出有潛在問題，那麼情況就會不同，父母必須先開誠布公，這樣對孩子、對老師才有幫助。

開學前是以書面方式諮詢，於是在開學前夕，學校會分發各種書面資料和通知事項，其中有需填寫孩子個人資料的表單。我一直到開學前一天，都還在苦惱最後一欄該如何填寫。那個欄位是要填寫關於小孩的交代事項，一般會註明目前的學習程度和個性等。以一般孩子的狀況來說，就是目前還不會看國字、內心脆弱、容易哭泣這些特別事項。不過，像小旭的特殊事項不止一、兩件，要用短短幾句話就交待完全，實在太難了。

因為無法完全照實寫出：「這孩子的學習狀況及在行為上，比較無法判別界線」，我必須要維持住某種程度的水平，才不會給人「他是個非常麻煩的孩子」的印象外，又要能緩解老師實際遇到孩子脫序行為時，所受到的衝擊呢？雖然說的很像十分為老師著想，但我的內心當然是向著孩子。擔心老師犀利的反應會給孩子帶來傷害，所以事先請求諒解。在這樣的想法下，不管寫什麼話都會顯得更像叮嚀或特別照顧。在絞盡腦汁的思考下，好不容易將句子組裝完成，塞進了狹小的欄位裡。

雖然因容易激動和粗心大意，造成許多失誤，但是他是一個能夠溝通的孩子。

一旦孩子能理解老師的說明，會為了得到認同，努力自我調整。

從開學典禮的隔天起，我每天都帶著焦慮的心等待老師的聯絡。因為我想要告訴老師，當孩子出現問題行為時，能夠立即制止他的「我的處理法」。當然這是我單方面的想法，我也清楚知道老師要採何種態度去面對孩子，完全取決於他。所以說，身為近 30 位小朋友的班導師，是否能像媽媽一樣有耐心，又可以好聲好氣的面對全班僅此一位，不能適應學校生活的學生？還是說，就乾脆雙手一攤呢？

學期開始大概過了半個月，放學時間和孩子們一起走到校門的班導師，輕輕拉了我的衣角。跟第 1 週上下學路上滿滿都是學生家長的光景相比，這時來接孩子的家長人數明顯銳減了很多。大概意識到了幾位家長不友善的視線，老師小聲地請我去教室談談。將孩子託付給隔壁班的老師後，我和班導師面對面坐下。雖然班導師說的事跟我預期中的差不多，但是從他的這番話中，我感受到了不同的氛圍。

「孩子很特別，這是我教師生涯 20 年來，第一次碰到這種類型的孩子。雖然他有許多需要改善和努力的地方，不過好的面向是，他會將對方的話聽完也能夠溝通，因為這樣每天一點一點的在進步。如同您在個人事項寫到的一樣，只要慢慢地跟他說明，他可以理解並承認自己的失誤，這是很難得的。小旭在理解大人語意的能力，反而比同年紀的小朋友還要強，我猜想能有這樣的表現，媽媽肯定花了很多時間陪著孩子說話聊天。以後我也會盡可能按照媽媽的方式與小旭相處，我會試著多花一點時間，慢慢地講解到他能夠理解為止。反之，我也希望媽媽能夠試著練習果斷和簡潔的教導方式，為了不使小旭產生混亂，學校與家庭的教導方式須要有一致性。」

老師將焦點放在孩子改善的可能性，並提出能徹底活用彼此方法的建議。因為媽媽和老師的教育方式相反，為了避免孩子混亂，於是我們商討出「老師像媽媽、媽媽像老師」的方法，就這樣展開了我跟老師的相互合作，這一年來我們坦誠地討論和密切地配合。

有一天，老師提到了關於特殊班級的話題（為了實施特殊教育對象的綜合教育，在一般學校裡設立的班級。特殊教育對象指的是有視力障礙、聽力障礙、智能障礙、肢體障礙、情緒＆行為障礙、自閉症、溝通障礙、學習障礙、健康障礙、發展遲緩中…等其中一症狀者）。對在一般班級裡總是處於緊張狀態的孩子，老師提出一天安排一個讓小旭到特殊班級的時段，藉以穩定身心的提議。不知道是否是「特殊班級」這個詞讓人太過敏感，老師在說的時候總是小心翼翼，但是我並沒感到一絲的不愉快。老師只是轉述我所不知道的資訊，決定權還是在我身上。如果能對孩子有幫助，老師不管和我說了什麼，我都能夠接受。面對老師的建議，我總是以一貫的態度面對，「這資訊我沒聽過耶，往後我會參考您所提供的建議，謝謝老師。」雖然最終特殊班級未能實施，但是從那之後，我和老師的意見交流，更熱絡地持續下去。

孩子早上與下課後的心理狀態，我都一一回報給老師。

很多時候，我也很猶豫到底要不要按下發送鍵，傳出這些囉哩八唆的訊息。但是老師從來沒有把我的訊息，當作是過度保護孩子的偏激行為，他反而總是表現出真摯且立即的反應。

我聽說有一天，孩子在學校餐廳拿午餐丟同學，被隔壁班老師嚴厲斥責，問了孩子後才知道，原來是同學們先開他玩笑，自己只是反擊而已。但被罵的只有他，所以眼睛才哭得紅通通的。隔壁班老師還沒來得及問清楚事情的緣由，只目擊到孩子丟的那瞬間，就認為是他的問題，但事實上始作俑者是其他幾位小朋友。

由於孩子的個性，在第一時間沒有反駁。但是，這種有樣學樣的行為，也不是什麼好榜樣，在已經教訓過孩子且事情也已告一段落的情況下，有必要再道破真相嗎？生活中難免會有受委屈的時候，但每當這時候，難道媽媽就沒辦法站出來為他解決問題嗎？思考許久，終於我向老師打了一通電話。

「老師，我在想要不要把這件事跟您說……」
「小旭媽媽，有話直說沒關係。」

老師明白這件事的原委之後，隔天馬上就去處理。老師跟我說那 3 位學生已經向孩子道歉了，並囑咐我說：

「雖然小旭在校常常被罵，但他無法好好表達自己的想法。即便小旭面露委屈，但如果不幫他，那麼他在學校的生活還有什麼樂趣可言呢？他是因為信任我，否則誰能撐過這麼辛苦的校園生活？小旭媽媽好在您跟我說了，以後也一定要這樣做喔。」

在那之後，老師會確實地點出孩子做錯的地方。過程中，會經常確認是否有哪個環節讓孩子感到委屈，如果是透過我知道了不知情的部分，一定會向孩子道歉並修正做法。

當同學們用異樣眼光看待孩子的行為時，老師會告訴他們，孩子只是不熟練而已，他會用最大的愛與耐心，導正小朋友們的認知。因為班導師的理解，所以班上同學才不會誤會孩子，家長們也不會誤解他。這一年來，老師成為了我們最可靠的幫手。

當然，能夠如此合作無間，基本上都是託老師的福。不過誠實地敘述孩子的事，並請求老師幫助，看來也是有效用的。班導師對於孩子的理解程度，對孩子在學校的生活有著極大的影響。老師與家長間的合作是以「告知問題狀況」為起點，更何況是位願意充份理解學生的老師。信任老師並請求協助吧！和老師共同合作吧！如果是好老師，會從家長用心寫下的字裡行間中，讀出孩子能改善的可能性。

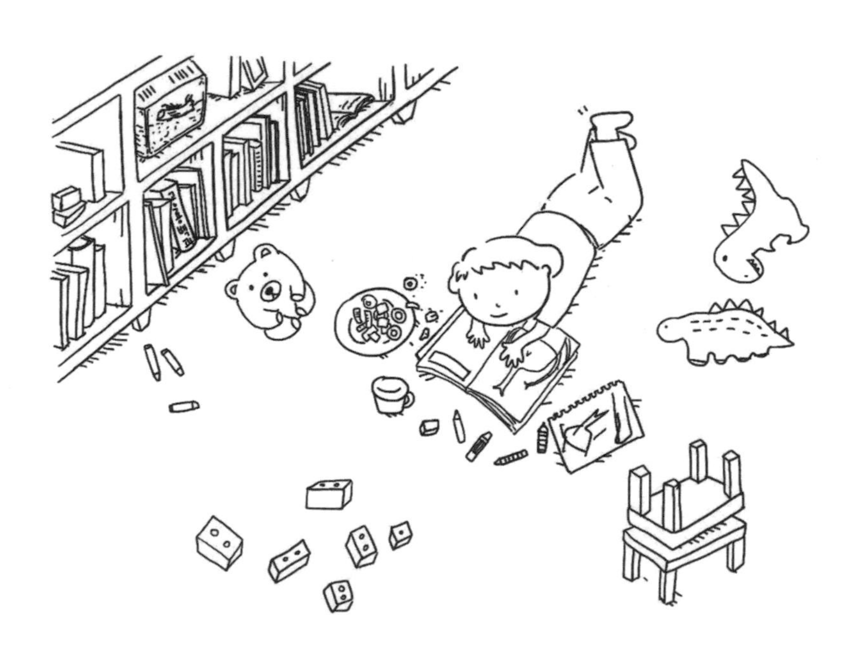

媽媽，我也可以是個有用的人嗎？

緊張及擔憂似乎成為我的日常。就連晚餐時間，我也都在為了孩子隔天要去上學的事操心。「希望明天上學也能順利」，越接近夜晚，內心就越忐忑，「孩子也和我一樣嗎？」「孩子晚上都在想些什麼呢？」這時，我聽到從客廳傳來翻書的聲音。

「小旭啊，你在看什麼書？」

「我在挑要媽媽畫給我的恐龍。」

「啊，你挑圖案，要媽媽畫給你這樣嗎？」

「對啊，就是要媽媽畫。」

「你不是應該要先問媽媽，要不要畫給你嗎？」

話才說完，我先是整理好書桌，接著準備畫具。我拿起弟弟只寫了一面就丟棄的 A4 紙，翻到背面然後攤平，把鉛筆削得尖尖的，因為孩子喜歡細線條畫出的恐龍。小旭喜歡細線條的恐龍嗎？這不就好像呼應了他自己行為粗魯，但又內心柔軟的矛盾嗎？

既然要畫就認真地畫一張。幾天前，我才相當認真的畫了一個孩子喜歡的漫畫人物給他，因為他太喜歡了，我還幫它上了顏色和護貝，結果他居然大方地送給了我最喜歡的一位朋友，在那之後我就再也沒那麼認真畫過了。但既然要畫，就要畫到讓孩子想拿出來炫耀，其他朋友看了會想要的程度才行。

就這樣畫了一隻恐龍，用來結束這短暫的晚餐時光，並叫他刷牙。隨後給他唸了一本書，聽完後，抱著率先睡著的弟弟一起躺下。多虧弟弟先睡著，我才能雙手抱著小旭，拍拍他的背。

「媽媽。」
「嗯？」
「上帝會創造沒有用處的東西嗎？」

因為不清楚孩子提問的意圖，一時間不知該如何回答，因此沉默了好一段時間。想到孩子的爸爸說過：「這種時候不要讓孩子乾等著，而是要先對他說『等等喔』」。但這時我整個大腦都在推敲孩子的意圖，並試著尋找最適當的回答，結果又讓孩子乾等了。

果不其然，最後孩子忍不住先開口了。

「媽媽，上帝會創造沒有用的東西嗎？」

「就是說啊，萬物存在這世上都有他的用處吧。」

真是驚險，沒問題吧？還不錯吧？好，我擋下來了，那麼他會怎麼接呢？

「媽媽。」

「嗯？」

「但是我常常不小心犯錯…」

「嗯。」

「所以，我也是個有用的人嗎？」

咚！我的心沉了下去，孩子的提問讓我感到很受傷。我裝作毫不在意地回答。

「所謂不小心，就是有可能會犯錯的意思不是嗎？」

「不小心是不小心，其他朋友可能偶爾一次，可是我卻常常在犯啊。」

「嗯……所以你是因為這樣才很擔心嗎？」

「嗯，因為…如果我一直在犯錯的話，那就不是不小心，而是故意的了。」

這句話是之前我對孩子說過的話，如果一直重複相同的錯誤，那就不是失誤而是故意的。當時他感覺要聽不聽、漠不關心的樣子，看來他真的有聽進去啊。

「但是你真的不是故意的，不是嗎？」

「可是其他朋友……不會這麼想吧？」

「原來如此，其他朋友是有可能會誤會你。」

「我一整天都在犯錯，我真的也是個有用的人嗎？」

「當然有啦，你有沒有用，不是由別人來定義，而是由你自己來決定。」

「那麼我對別人來說就沒有用囉？」

「不，不是這個意思。對我們來說你是，也就是大邱奶奶、大邱爺爺、順天奶奶、順天爺爺、爸爸、媽媽來說，你是最棒的存在，而且弟弟不是也很喜歡你嗎？已經 7 個人了吧？還有媽媽的朋友——小雅阿姨、超商阿姨、寶藍阿姨，承熙阿姨只要看到你，不是都會一直稱讚你好帥。一下就 11 位了，還有你的朋友——書婷、載演、俊希、禮俊，光是媽媽目前知道的就有 4 位，少說對這 15 個人來說，你都是有用的人啊！但是，如果你只是這麼想你自己的話，那是沒有任何意義的。」

「……」

「因為生下你，才讓媽媽覺得自己是有用的人。透過養育你、教導你來證明媽媽的價值。但這不是全部，媽媽想要成為一位能夠發揮寫作長才的人，所以我會把想到的東西都用文字完整地記錄下來，這是媽媽創造自己用處的方法。」

「媽媽，我很會禮讓別人。」

「沒錯，你很懂得包容別人，但是有時候會讓自己受傷，你沒關係嗎？」

「嗯，我沒關係，我喜歡這樣。」

「小旭會這麼想，表示你的心胸很寬大。媽媽知道你有很大的包容力，你也知道，接著漸漸有更多的朋友知道這一點的。雖然你現在經常犯錯，今天 10 次、那麼明天就 9 次、隔天 8 次，這樣下來，總有一天你完全不會犯錯的，這樣不就行了？如此一來，你也就不用再擔心了啊。」

「媽媽。」

「嗯？」

「我愛你。」

然後他就這樣睡著了，看著進入夢鄉的孩子，我想到了剛才應該要再這樣對他說的：

「不用向大家證明也沒關係，因為你就是你，孩子，媽媽愛你。」

這輩子最棒的教學觀摩

學校一年中會有 2 次，將所有 1 年級的學生家長聚在一起的日子。第 1 次是開學典禮，第 2 次是教學觀摩。

教學觀摩的日子即將到來，我從 1 個禮拜前就開始緊張不已，4 月底開學典禮的景象還歷歷在目啊。開學典禮結束後，平時與某某家交情不錯，那位爸爸摸摸我家孩子的頭說：「小旭呀，這一年我家書婷就拜託你囉，不可以欺負她喔！」就這麼印證了這有點帶刺的玩笑話，開學典禮那天孩子的表現，確實讓人覺得他是個危險人物。

教學觀摩日許多家長齊聚一堂，如果孩子又重蹈覆轍的話，那就真的糟了。如果可以，我不想參加。只因班導師的一句話：「小旭是自開學以來，全班表現進步最多的同學。」我要相信孩子可以有好的表現，而且，就算萬一真的出了什麼差錯，至少在場的我，能夠替他分擔一些異樣眼光與壓力吧。

教學觀摩當天，我希望能讓孩子以我為榮，所以換上了他最喜歡的套裝，戴上珍貴的耳環，上了點淡妝，站在教室的後方。孩子不停向後轉身尋找我的蹤影，只要我們一對到眼就笑容滿面。相視而笑時我會對孩子比讚，孩子則不斷地在頭上比愛心，接著我會用手勢示意他趕快坐正、面向黑板。

課堂中，不管老師提出什麼要求他都全力以赴，展現出驚人的配合度。雖說期間有同學因為他較大的肢體動作與音量被嚇到，但整體上並沒有什麼大礙。老師一講完題目，他就迅速舉手，如果輪到他發言的時候，也毫不猶豫地站起來大聲回答。在開學典禮那天，被小旭嚇到的部份家長們，也都因為他的好表現綻放笑容、給予讚美。

教學觀摩進行得很順利，不知不覺迎來了最後一個環節——親子互動時間。孩子和父母一起製作王冠，然後再由父母親手將王冠戴在孩子頭上的一個小小活動。發表時，大家都營造出愛意滿滿、天馬行空卻又不失溫馨的氛圍。轉眼間輪到我們了，我彎下了腰，配合孩子的視線高度，兩手捧著他的雙頰。

「媽媽一直都以你為傲，謝謝你今天讓我看到如此優秀的表現。」

在那瞬間孩子的眼眶淚水湧現，他忍住眼淚哽咽回答：

「我也很愛媽媽。」

這一字一句深深烙印在我心裡。比起成為媽媽的驕傲，原來孩子更渴望是媽媽的愛。

你當然是我的最愛啊！為了能夠成為媽媽所愛，你從何時開始、又是付出了多少努力呢？

從開學的那天起，這是孩子第一次讓我看見他的可能性。比起驕傲，我要給他更多的愛。驕傲，是只有在孩子表現得好時的態度；而愛，是時時刻刻、隨心所欲的情感。孩子用「我愛妳」回覆了媽媽的「你是我的驕傲」。忍住哽咽，我替孩子戴上我們共同製作的王冠。

孩子那一天的模樣，我會珍藏在心底。教學觀摩之後，雖然還發生了許多事，很多時候都會讓我再度回憶起那天。我會再次用心感受那一刻的悸動，聽著自己內心的聲音，說著：「不用懷疑，那就是愛。無論何時，都是愛妳的初衷。」

當班上的家長代表，對孩子的學校生活有幫助嗎？

有的父母會希望當班代表，假如個性適合則可毋需考慮直接擔任。這段話是給「一般來說不會想擔任班代表，但純粹是為了孩子所以想試試看，才能知道當班代表對孩子的校園生活有沒有幫助。」

首先，我們先來討論針對擔任班代表這件事的難處。

如果擔任班代表，就必須完成班代表該負責的事項。那麼「班代表該做的事」是什麼？以下有幾點範例：

1. 為幫助學校活動，必須執行家長人力管理，有效地分配事務。
2. 維護家長之間親密和睦，營造班上和諧融洽氛圍。
3. 當家長之間因為學生發生糾紛時，需從中調解。
4. 確保班級良好風氣，避免傳出劣聞。
5. 綜合學生家長的看法，傳達給校方。

這幾點之中，最重要的會是哪一項？要著重處理什麼樣的事，才能獲得「好的班代表」的評價？正確答案是「已上皆是」或是「已上皆非」。

光是「班級聚會（家長們聚在一起交流的聚會）」這個問題，家長們的反應各不相同。有的家長認為，頻繁的班級聚會是「故定成員之間的交流活動」，因而拒絕出席；也有家長認為，1 年裡有些班代表都沒主辦過班級聚會，聲稱「怠忽職守」而為此不滿；甚至當孩子們發生問題的時候，也有家長會跟班代表要求公開討論。諸如此類，每個家長對班代表的期待皆不相同。因此，即便已充分地羅列上述範例，但也會有無法預測的狀況發生。所以才會說，班代表不可能滿足所有人的要求。

當然，也是有較少被人說三道四的班代表，只要能夠致力在上述第一點。簡單來說，其職責就是當有「學校事務」時，在家長的 LINE 群組裡公告消息，並適當動員家長協助。雖然單純只要做好支援校務，但在學期中仍然會有家長想辭去班代表一職。畢竟，無論如何肯定都會有些許不滿的意見，更何況是吃力不討好的工作。但是，能在這種現況下持續任職的家長們，我想他們的出發點應該都是因為「自己的小孩」吧。

許多擔任過「班代表」的父母指出，最大的優點是能夠經常和班導師溝通，我完全認同，實際上也確實如此。在這過程中能夠多點機會聊聊自己的孩子，反饋利於老師瞭解孩子的資訊。但是，如果是想從這裡更進一步，期待老師給予孩子特別待遇，而擔任班代表一職的話，我希望您能再好好想想。我個人不太能認同這樣的做法。

我很尊敬老師們，我相信所有老師和父母是否參與學校事務，並無關連，對待每一個孩子都一視同仁。如果有老師不是這樣，那麼我想問問這和收賄有何不同？站在家長的角度，只是在於花時間還是花錢的差別。對於沒有利益的校務，有幾位家長能夠欣然地投入心力呢？

雙薪家庭的爸媽也就別去想擔任班代表了，因為就連 1 年 1 次的導護媽媽服務，也是硬擠出時間才勉強完成，假如只是付出如此零碎的時間，就希望老師能特別照顧自己的小孩，未免也太不合理了。還在評估是否要擔任班代表一職的家長們，請慎重思考其目的。是和班導師溝通？還是希望老師對子女的特別待遇？如果是後者，那麼應該重新調整自己的心態才是。

如果並非上述所提的，那擔任班代表的優勢究竟為何？就因為包辦了棘手的事務，所以自己的孩子犯錯，也可以不追究？我可以果斷地說，絕對不可能。反而是身為班代表的子女，就算平時表現良好，也經常淪為他人議論的對象，從「某某人的媽媽是班代表」做為話題開頭，延伸到「某某人怎樣」。會這麼確定當然是有我的根據，我在對方自己吐實之前，不會特意去問身邊的人，我並非是愛嚼人舌根的人。當然，像發生在別班的事情，我更不想知道。但是像我這樣的八卦絕緣體，連哪班的班代表是誰的媽媽、哪班的班代表特別奇怪、哪班的班代表很會做事、他家孩子怎麼樣，許多他人的情報都傳進了我耳中。因此可以推測出比起其他人，班代表的小孩相對更會受到關注。如果孩子表現良好，會有「模範生＋班代表媽媽」這種優秀組合；但如果是比較調皮搗蛋的，加上班代表媽媽，那麼淪為家長間「閒話」家常的對象，也是常有的事。

說到這裡，班代表好像是世上最吃力不討好、又沒有意義的一件事。是辛苦職沒錯，但絕對不是「沒意義」，現在我要替班代表扳回一城。班代表最大的優勢之一，就是處理校務不得不頻繁進出學校。媽媽經常在學校現身會讓孩子感到開心，不過有許多 1 年級的父母對於露臉感到困擾，擔心如果媽媽總是出現在學校裡，孩子可能會給人「媽寶」的印象。但如果媽媽是班代表，一切好像變得合理、自然。

孩子 1 年級時，像我一樣經常到學校的家長不多見，特別因為下學期要去處理太多「意外」，以至於到學校的頻率簡直跟上班打卡一樣。與校方協議好，每到休息時間就在學校圖書館和孩子見面，孩子每次見到我都很高興，班上的朋友們也都相當羨慕。在上課期間，能夠多看到媽媽一次，對孩子來說是很大的幫助。孩子有了安全感，上課更能夠集中，自制力也已明顯進步。我的情況是出自校方的關心，允許我頻繁地進出，但實際上沒事就往學校跑，肯定免不了遭人側目。要是孩子對學校生活適應不良，媽媽則能用身為班代表為「藉口」，經常在學校出沒，也不失為一個好方法。學期初是班代表們最忙碌的時候，這時學校活動最多，班代表必須動員家長們支援，也可以藉此機會，在活動集合時間前後，讓爸媽進到孩子的教室內。在課堂中意外地看到媽媽的身影，對孩子來說沒什麼比這更開心了。

事實上，無論父母是否為班代表，表現良好的孩子就會表現良好；會徬徨的孩子就是會徬徨。不是每件事、每個決定都需要有理由。如果非要有個理由不可，那麼可以參考我以下所提出的小小建議——「1 年短期任職」。

1) 不要太在意他人的評論。

2) 學校事務為第一優先，盡心盡力。

3) 擔心個性內向的孩子，無法適應學校生活。

第 3 點通常比較有可能是怕小孩在校惹事，父母想藉由班代表的身份，來抑制批判孩子的言論。若是如此，或許將「班代表」還給真正想協助校務的人選來勝任，才是最好吧！將鎂光燈交給班代表，如同影子站在班代表身後，盡力當一個輔佐的助手*角色。

（＊助手：請參考第 180 頁——『與學生家長維持好關係，是必要的嗎？』）

第 1 個朋友，第 1 起意外

當醫生判定孩子是 ADHD 那刻起，「對不起」就成為我的口頭禪了。我的視線一刻都離不開孩子，一旦孩子周遭突然一股躁動，我的心跳就會跟著加快；如果有誰盯著孩子看，他會感到坐立難安，然後動不動就想逃離座位。不知不覺中，在第一時間即刻道歉，是我下意識的反應。

「我家孩子的舉動稍微特別，我正努力地教導他，雖然還是有很大的進步空間。」

事情發生之前，我在預想什麼、在向誰道歉呢？在孩子進入學校後才了解到什麼是輕率的道歉。

孩子在校園生活找到樂趣的速度，比我想像中要快的許多，也有了朋友。在有了合得來的朋友 A 君之後，他就沒那麼討厭去學校了，真心地感謝 A 君。但是，A 君媽媽的想法似乎和我不太一樣。

陪孩子走到穿堂，下樓時有一個人親切地向我打招呼，是 A 君的媽媽。她說 A 君跟她說了很多小旭的事，兩人變得很要好。她明明是笑臉盈盈地說著的，但那時候，我卻沒發覺到她臉上浮現的擔憂。A 君媽媽和我在短時間內變得很親近，這是因為 A 君碰巧也是老師特別關心的對象之一。但 A 君媽媽覺得這是因為不夠瞭解，更帶有異樣眼光的關心，才因此經常向有相似處境的我吐露她的心聲，雖然最後我才知道這都不是她的真心話。

在進入學校之前，因為孩子的個性，已經預想好會發生各種狀況的我，對班導師的特別管教只是感到不好意思，也很感謝他。但 A 君其實除了寡言少語以外，在校期間並沒有做出任何引人側目的行為，入學前的表現也都非常正常，而班導師對 A 君和我的孩子都一視同仁，對 A 君媽媽來說是個很大的衝擊。出於想安慰她，我說了一些話：

「A 君有什麼問題嗎？我家孩子個性真的是偏激了點，不過 A 君又沒有造成他人的困擾。」

「我一直都很擔心，因為我的孩子不懂拿捏分寸，會不會害 A 君受傷？會不會讓他受到影響？」

我這是為了誰出賣自己兒子？認真的替他人孩子辯護，

這樣有安慰到那位媽媽的內心嗎？

不管了，我只知道我裝作很有母愛和同情心，然後把矛頭都指向我孩子身上。

沒有任何徵兆、再平凡不過的晚餐時間。我正在準備晚餐，孩子扭捏地開口說道：

「媽媽，我今天和 A 君玩功夫熊貓的遊戲，不小心踢了 A 君一腳，結果他的臉去撞到了桌子。我一直和他說對不起，他痛到頭都抬不起來，所以我陪他去保健室，醫護老師說沒事，然後我們就直接回教室了。媽媽，A 君沒事吧？」

我嚇死了！趕緊打電話給 A 君媽媽，關心 A 君的狀況。A 君媽媽因為擔心有個萬一，所以帶 A 君去醫院檢查，結果鼻樑骨折，多麼晴天霹靂啊！事發現場沒有其他人看到當時的狀況，A 君也一言不語。眼看就要這樣過去的事件，因孩子的自白，大家才知道這件事。A 君因為手術的關係有好一陣子無法到校，因此孩子感到非常自責，每天晚上都在哭泣。

「因為我 A 君才會受傷的，現在連 A 君都要討厭我了。」

「就算不是因為你，就算是因為你⋯⋯」我說什麼都不是。A 君終於回來上學了，不管是口頭還是寫信，孩子數度向他道歉，但 A 君都沈默不語，因為 A 君的媽媽嚴禁他與小旭再有任何的交流。

A 君的媽媽說她覺得很恐怖，如果是打架，使出全力把對方打到受傷，她還能夠理解，但只因遊戲過程中的不小心，就造成這樣的傷害，怎麼還能讓他們一起玩，這太可怕了。她知道我很努力地在矯正孩子，所以即便起初內心有些不安，但也一路相安無事到現在。A 君媽媽說，事情演變到這一步，在孩子能夠完全控制自我行為之前，根本不放心讓他們玩在一起。聽到這裡，我哪敢表現出受傷的樣子，只能全盤接受。我認同對方感受到的恐懼，開口請求原諒：「我不會再讓他們接觸的，我會負起全責。」

在事情就要落幕之際，又延伸出了問題。A 君對事件的記憶和小旭不一樣。A 君說小旭用腳踢了他的臉，小旭說是用腳踢沒錯，但沒有踢臉。A 君媽媽惱怒地追問：「那麼最一開始說用腳踢是怎樣，因為現在事態嚴重，所以改變說詞了嗎？」A 君媽媽主張，腳沒有踢到臉，光憑撞到桌子的衝擊是不可能造成鼻樑骨折。而我則是很難相信孩子會用腳去踢對方的臉，他雖然個性衝動，但絕對沒有惡意，想用暴力給誰致命的一擊。

我們為了瞭解真相，甚至還讓兩個孩子在教室還原當日的情況。但是已經感到畏縮的孩子們，只是支支吾吾重複相同的話，完全沒進展。

A 君媽媽堅稱小旭說謊，並說連孩子的媽說話也顛三倒四、欺騙自己，她氣得暴跳如雷。她說，她會找到目擊者的，哪怕要四處打聽，也想查明真相，一定要親眼看到小旭坦承並認錯的模樣。總之，這起事件中最大的受害者是 A 君。這件事打從一開始，當我向 A 君媽媽表明立場的那一刻起，就是不合理，這明顯是我的不對。我放下了所有執念，打了一通電話給 A 君媽媽。

「受害者才是對的，加害者的說詞又怎能算數呢？我承認，當下我只想到要保護小旭，怕這件事一旦傳開之後大家對他投以的異樣眼光。我確實不該如此，是小旭做錯了。真的很對不起。」

「真是的……這不是您該做的事吧……」

A 君媽媽因為我的道歉內心稍稍緩和下來。後面的話含糊帶過，接著說起了自己的經驗談。

「小時候家裡窮，只是被媽媽發現，我站在玩椪糖的小朋友們之中，媽媽就邊說我偷錢，邊用棍子打我。當時我雖然感到無比委屈，但事後想想，也許當初我真的曾萌生過想偷錢的念頭，多虧那時候媽媽嚴厲的管教，所以才沒有走偏。」我完全不清楚A君媽媽說這段故事的用意，只是認真地點頭回應，並等待接下來的話。

「所以，我也希望媽媽您，不管孩子有沒有說謊，透過這次的事件徹底地給孩子一個教育，讓他自己親口承認自己的錯誤。」

也就是說，A君媽媽想要的是，讓小旭直接去向A君賠不是——「對不起，我用腳踢了你的臉。」就如同明明沒偷錢，但卻用棍子教訓自己的母親一樣？意思是說，就算孩子沒有用腳踢臉，但只因為大人認為他當下或許、可能真的有想這麼做的念頭，所以就要嚴厲教訓、事先教育，即使會在孩子心中留下一輩子的陰影？

「我沒辦法給您任何教育小孩的建議，要不要讓孩子道歉是您的選擇，我會根據您的選擇來決定我接下來的動作。」

A君媽媽一方面說選擇權在我、另一方面又不接受我的道歉。表明了要找到目擊者證明「孩子用腳踢臉」。實際上來說，我沒有選擇的餘地。雖然已經有許多人知道這件事，但是我不想再拿出來討論，讓孩子難過。於是我最後一次問孩子，同時也答應他這真的是最後一次了。

「小旭，媽媽知道你是一個善良的孩子。不管誰說什麼，媽媽都是站在你這邊。所以，如果之前有沒告訴媽媽的話，現在可以坦白跟我說。」

「媽媽，能不能不要再提那件事了。」

「好吧，抱歉，一直說同一件事。但是，為了能讓這件事情好好結束，這個問題真的很重要。或許，你有沒有不小心踢到 A 君的臉，仔細想想看。」

「媽媽，我是用腳踢他沒錯，但沒有踢他的臉，我是說真的。」

跟我預想的一樣，孩子這次也是相同的回答。

「那麼我們就這樣做吧！ A 君不是因為這件事受傷了嗎？但是他說他記得你踢了他的臉，就最後一次，我們可不可以照著他的記憶向他道歉？」

「那要怎麼做？」

「你可以跟他說：『對不起，我用腳踢了你的臉』嗎？」

「這樣做就可以繼續跟 A 君玩了嗎？」

「這好像有點難，因為 A 君媽媽還是很擔心。但是她希望你能確實地道歉，好好結束這件事，你做得到嗎？」

「嗯。」

晚餐時候，孩子的爸陪孩子一起去了 A 君家。照著 A 君的記憶、A 君媽媽希望的，在 A 君媽媽面前向 A 君鄭重地道歉。A 君受傷的時候、去學校時，都不斷在道歉的小旭，因為愧疚哭到入睡的小旭，在他們家的客廳裡，終於說了最後一次的對不起。

彆扭著接受道歉的 A 君，邊看爸媽眼色，同時看著道著歉的小旭，兩個孩子在道歉結束後，馬上牽起手看著魚缸說說笑笑。A 君媽媽雖然希望兩個孩子不要再有交集，但是看到他們的互動、喜歡對方的模樣，就感到很心痛。一離開他們家，我在門前緊緊抱住了孩子，什麼話都沒說。不過是個 8 歲的小孩，看著眼前的孩子，我說不出任何話，所以只能抱著他、抱緊他。

說看到狀況的那位同班同學，A 君媽媽叫他站出來指認的那個學生，其實他什麼都沒想就撒了謊，事後對班導師坦白。真相傳入我耳裡的時候，我雙手抓住胸口，撕心裂肺地哭了起來。

「媽媽對不起你。」

「媽媽總是嘴上說相信你，卻沒能守護你到最後，真的對不起。」

「媽媽讓你處在如此為難的情況之下，對不起。」

但故事到這裡還沒結束。隨著時間過去，他們很自然的又玩在一起，但是A君媽媽提議設制學校暴力監管委員會(以下簡稱學暴委)。這項提議也是因為之前的事件，進而想要設立學暴委。學暴委的目的，其實就是將受處置的對象調離原本班級。而若想完全阻斷兩個孩子的接觸，就是提議成立學暴委。A 君媽媽當然了解這點，因此態度很強硬。

「群體生活就該學會如何與他人相處，以為是我愛管閒事嗎？」

「小旭完全沒有自我反省，不是嗎？」

「(孩子是 ADHD，)您為什麼不給他吃藥呢？」

「老實說我對他的第一印象就不太好，那時候如果我不讓他們來往，或許就不會發生這種事了。」

「我也對 A 君說過了，不知道刀子的危險，走到旁邊被刺到雖然是意外，但是在那之後還繼續靠它那麼近，這就是自殺的行為。」

對方這些刻意想激怒我的話，確實讓我很惱火，但我比之前更加堅強了。我很慶幸孩子不在這裡，只要他沒聽到，再多我都能夠承受。最後，在不斷地溝通說服下，決定暫不設立學暴委，並達成下課時間將兩個孩子隔開的協議。在這之後，每天進出校園就是我的日常。

包括A君媽媽在內，其實所有人都認為這件事是個意外。沒有人是意圖不軌、想傷害對方，孩子們玩著玩著不小心發生意外再正常不過，只是真的太嚴重了。讓受傷的孩子與家長如此難以承受，是因為結果，並不是因為和他們一起玩的孩子是 ADHD。

說穿了，將事態搞大的人，是我。

「和那個孩子玩會有危險！」

「有那個孩子在的場合，就會發生意外！」

是我讓對方家長有這種想法。而這正是永遠搶在第一時間就先道歉、想獲得他人諒解的我，最應該深思反省的重點。

在學校發生意外，
該如何應對？

① 不濫道歉

ADHD 兒童的父母，都會展露自我姿態較低的態度。有些家長覺得「小孩就是這樣嘛」，因而對言行放任不管，這確實是父母的問題；但若過於貶低自我認同，無時無刻都在替孩子道歉的父母，也是個問題。

孩子在公開場合大聲喧嘩，反射性地先責罵孩子，然後請求他人諒解的行為，到底是為了孩子好，還是父母覺得丟臉又想要免於責難，非常值得深思。父母若總是不明究理就先責備孩子，這只是讓他被世人認定「他就是個不禮貌、沒被教好」的小孩而已。所以，請先忍住想急於道歉的衝動，明理的父母會先瞭解實際的狀況，再來面對孩子。

狀況 1 溜滑梯上，與自己的小孩相撞而嚎啕大哭的小朋友

正常的劇本都是，爸媽先認為是自己的小孩不對在先，事發後先安慰在哭的小朋友，回過頭再用力指責自己的小孩說：「你怎麼不小心一點呢！」對吧？但在釐清狀況之後，才發現根本是對方不遵守遊戲規則所致。雖然會認為自己的小孩也應該要負起遊玩過程中，必須保持安全的責任，即便父母心知肚明是對方的問題。只是重點在於，最一開始父母是怎麼認定自己的孩子。

狀況 2 被其他小朋友言語挑釁

乍看之下，會以為是孩子在欺負朋友們，但靜靜地觀察後會發現，孩子是受到言語挑釁，進而展開追逐。雖然看似單純嘻鬧，但如果被孩子不懂得節制力道而弄到哭了，大人們就會上前關注。對孩子來說，他們只是在玩。但朋友們卻異口同聲地說是他欺負他們，這已經夠誤解了。如果這時，媽媽又說了：「他們說不要玩了，就該放手啊！」這句話，只會讓孩子感到更加委屈，心情更鬱悶。

這些不恰當的反應，都是因為父母先入為主認定 ADHD 的小孩就是這樣，理虧在先，於是不分清紅皂白，凡事都先低聲下氣，好像這樣就無關自己的責任。當發生問題時，讓周圍的人能有藉口將矛頭轉向到孩子身上，父母這種態度，反而會造成孩子內心更大的傷害。

不要因為是 ADHD 的孩子而感到丟臉，如果父母因此自我貶低，孩子只會更加畏縮。對 ADHD 孩子來說，只要是家以外的地方，每分每秒都是戰場，父母必須隨時成為他的盾牌，減緩孩子直接受到的衝擊，並幫助他將衝擊轉換為經驗。

為了孩子，更要挺起肩膀，理直氣壯！並非厚顏無恥，也不是要偏袒。自責和道歉是 ADHD 父母的品德，但不要輕易低頭，不可以因為孩子本身是 ADHD 感到抱歉，ADHD 不是任何人的錯。

② 所有問題都透過學校

以前，只要我一知道孩子在學校發生衝突時，就會馬上打電話給對方父母，試著向他們說明狀況。因為這件事，我被班導師唸了一頓。班導師說孩子在學校發生任何問題，請優先和他商量。

問題發生時，讓「學校」成為家長和家長的中間人，這也會賦予學校有著必須妥善處理的責任感。當學校介入，相對公平公正，雙方家長也有尊重校方的必要。不過，若學生家長們打算私底下解決問題，很多時候會因為彼此的情緒和保護各自小孩的立場下，導致事情越演越烈。像這樣，只要一次溝通破局，即使之後校方介入，解決的機會也很渺茫。

情複雜化。就算對方父母先打來，也必須將這事實告知校方並請求從中調解。千萬要記住，在學校發生的所有事情，都必須透過學校來解決。

③ 連帶責任

B 君媽媽的態度完全和我相反，在開學之前，因為聽了很多有關小旭的負面消息，因此變得相當畏懼。開學後沒多久，開始出現了許多談論 B 君的言語，而 B 君媽媽做出與我相反的選擇。在班級群組裡都悶不作聲，也絕對不參與學校活動，連孩子上下學的路上，也都看不到她的身影。我打電話給她時，她是這麼回答：

「所以呢？不是沒受傷嘛，不要打給我，請去跟學校說。」

「因為這樣，所以我感到很為難。」她至少也要這樣說吧，而不是單方面的逃避責任。

「我一直都有在教導他，但經常發生這種事我也很不好意思，真的很抱歉。在家我可以注意他的一舉一動，在學校的事我無法全部知道，所以很擔心。請您告訴老師，相信學校有更適當處理的方法，拜託您了。」

是我，我會這麼說，接著打電話給班導師，請求他的協助。

但是 B 君媽媽卻是將責任推給學校，讓小孩身處怨聲載道之中。於是，B 君就這樣獨自承受周遭憤怒的眼光和冷言冷語。這是媽媽自私逃避所造成的後果，卻要如此年幼的小孩來承擔。

結果 1 年級將近尾聲時，設立了學暴委，遭到「制裁」的對象就是 B 君。針對 1 年級生設立學暴委是相當罕見的，這單純是因為孩子個性的問題嗎？當然，有很多綜合因素，但是假如 B 君媽媽能夠調整處理方式的話，結果或許會不同。B 君媽媽實在不該選擇迴避，孩子在校發生的異常行為。

大多數的 ADHD 孩子的問題行為很常被誤解為「蓄意」，但其實主要是源自於「無知」和「無心」。不知為何周遭的人要對自己生氣，不懂自己哪裡做錯了，完全無法理解。時間是最好的良藥，父母得先耐住性子，不厭其煩的反覆教育孩子，教他如何拿捏與人相處的分寸，這可以避免發生任何意外，不讓他人受傷。而如何才能讓孩子真正懂得這個道理，是父母的課題，在每個衝突當下，在保護孩子與理性處理之間要取得平衡。

孩子是父母的鏡子。所展現出的模樣，就是他們眼中父母的模樣。

世事不是非黑即白，如此絕對。大多時候，成功的溝通協調取決於父母的態度。只要父母適當的給予方向，隨著時間推進，孩子會進步的。只是與此同時，父母內心也會有難熬的時候，但請堅持下去，成為孩子最信得過的依靠、陪伴。

等等我們圖書館見囉！

在發生踢傷 A 君的意外之後，我幾乎每天同個時間就去學校圖書館報到。因為 A 君的媽媽向班導師提出：「就算只是下課時間，也不讓兩個小孩玩在一起」的調解方案，其做法是小旭與 A 君輪流在下課時間到圖書館去。

這並沒有要求媽媽一定要陪孩子一起去圖書館。只是他現在有了朋友、體會過下課一同遊玩的開心，我實在是怎樣也不忍心要他獨自一人去圖書館。於是，我選擇陪孩子一起。每次孩子聽到我說：「等等我們圖書館見！」眼睛就會閃閃發亮，並點著頭答應。

雖然想要安靜地掩人耳目進入學校，但因為是下課時間，總會碰到孩子的朋友們。為避免尷尬，與其讓他們發現我並問我為何來學校之前，倒不如我先開心地向他們打招呼。

「東赫你好！喔～你今天穿《神奇寶貝》的衣服耶～」

「民燦你好有精神喔！」

「原來書婷很喜歡看書啊！今天來找什麼書呢？」

隨著去圖書館的次數越來越多，我就變成「圖書館阿姨」，孩子們現在也不會對我為何出現在這感到好奇了。某天，孩子的朋友很真摯地問我：「阿姨你是怎麼在圖書館工作的？可以跟我媽媽說嗎？」

一天約 30 分鐘的時間和孩子一起看書，同時也察覺到孩子很喜歡我唸書給他聽。就算再 3 分鐘就要上課了，他也會去找一本內容不會太長、也不會太快唸完的書，大部分都是跟自然生態相關的書籍。看著孩子的興趣從恐龍到爬蟲類，然後到昆蟲，又從螳螂到蜻蜓、再到獨角仙，又從獨角仙到鍬形蟲，我覺得是一件很有趣的事。我們一邊看著書，一邊自然地討論了很多內容。

「媽媽，我想在野外抓這種鍬形蟲回來養。」

「這樣啊，但是他原本住在野外，突然來我們家住好嗎？」

「不好嗎？很溫暖又有食物吃。」

「這個嘛……牠一直都住在外頭，不管你給他多少食物或讓他多溫暖，他也會想念自由自在的生活吧。」

「牠們是為了找食物吃才會四處移動啊，如果讓他們隨時有食物吃，在家也很溫暖，這樣他們不就可以活好久了嗎？」

「這樣真的是對鍬形蟲好嗎？小旭會想在別人家住好久好久嗎？」

「不會。」

「那鍬形蟲也是一樣吧。」

「可是在野外，弱小的昆蟲被強大的動物抓住就會馬上死掉，所以我想把牠帶回來保護。」

孩子辛苦的幼稚園生活，7 歲那年的秋、冬與媽媽一起在圖書館渡過。那段時間，曾拿了數百本書要我唸給他聽的孩子，現在也能獨自閱讀了，看到一半，也會出現不少有趣的對話。相較於那時候，現在的我們成長了不少，書本無聲地為我們加油打氣、慰勞我們、治癒我們。誰也不知道我們會不會好起來，我只知道，我從書裡看見了希望。

陪孩子在圖書館看書這件事，雖然並非自願開始的，但現在卻也成為能夠自我充電的日常片刻。每天一早張羅兩個小孩上學，就夠我忙到沒時間摸摸他們的頭了，更不用說有機會讓自己靜一靜。在圖書館的快樂時光，一點一滴將我已崩塌的內心重建了起來。

讓「書本」當我們的老師

小旭很喜歡看書，有點厚度的書他也不排斥，直到翻至最後一頁為止，都會坐在位置上全神貫注。弟弟果然也很喜歡書，連字都不會讀的小傢伙，也是 10 本、20 本的看。吃完晚餐開始發睏之前，他們會在客廳找好位子，坐下開始看書。一大一小安安靜靜看著書的畫面，即使每天看，也一樣覺得溫馨可愛。

看到小旭如此專注在書中的模樣，連我的朋友們都感到不可思議，直問我是怎麼教的？但我只是笑而不答，畢竟孩子愛看書是天性，而非後天教育。對我們來說，書是經常在我們旁邊的「玩具」。

① 床邊故事

我小時候讀遍了家裡所有的故事書，像童話故事合集我都倒背如流。「背這個要幹嘛？」大家可能會不以為意，殊不知用來哄小孩超級管用。當孩子睡不著時，唸一篇童話給他聽，催眠效果非常好。

很久很久以前，海龍王生病了。

鯰魚大夫把完龍王的脈說：

「大王的病，無法靠海裡的東西醫治，陸地上有個叫做兔子的生物，他的肝是萬靈丹。」

龍王一聽，馬上傳喚鱉忠臣：

「鱉忠臣領旨，把兔子抓回來見我就有重賞。」

章魚素描師進到宮中，依照鯰魚大夫的描述畫了兔子的畫像。

鱉忠臣拿著畫像，不敢怠慢，即刻動身上到陸地。

天啊！這運氣也太好了吧！

海岸邊上有一隻耳朵長長、眼睛紅紅的傢伙在那蹦蹦跳跳。

「請問您是兔先生嗎？」

「沒錯，我就是兔先生，你怎麼知道我？」

初次看到的生物稱自己為「先生」，兔子揚揚得意了起來。

鱉忠臣心想：

「太好了，這傢伙上當了。」

「我早已久聞兔先生的學識廣泛、智慧似海深，傳聞相貌不凡——「前庭飽滿、眼睛放光」，今日一見，所屬事實。連在海裡都紛紛讚頌兔先生的美名呢！龍王聽到了這個傳聞，為請教兔先生的智慧，特派小的來到此地。」

雖然是說給孩子聽，但也是撫慰媽媽心靈的一個過程。而孩子就是媽媽的第一本故事書。

② 用大人的詞彙與孩子對話

從上述舉例可以知道，我並不是用童言童語來說故事的。對年幼的孩子來說，不懂初次聽到的單詞是很正常的。在他們聽來，不管是「幼兒語」或是「大人語」都一樣陌生。我從一開始就用大人的詞彙與孩子對話，實際生活中不理解的單字在書本中看到的話，孩子會很感興趣，並輕易從文章中得知該意。基於同理，從書中接觸到的新單字也是，孩子不會問、也不會硬是要我解釋給他聽。

③ 讓閱讀成爲他的日常

從孩子滿週歲起，我便開始讀書給他聽，一天少說 20 本，多至 30 本。會讀這麼多書的原因只有兩個：

一是因為當時的我沒有駕照，移動受到限制，在社區裡也沒有來往的朋友，主要都待在家中。長時間與孩子待在家裡，所以能夠輕鬆地唸 30 本給他聽。

第二個原因是孩子在聽故事的時候，表現出奇的安靜。從開始會走路就很難靜下來的孩子，只要一看書，房間裡就靜得像只剩呼吸的聲音。

「閱讀」是孩子喜歡的眾多活動中，最安靜的一項。因此，只要孩子一拿書過來，我隨時都會很高興地唸給他聽。

④ 用孩子感興趣的書填滿整個書架

孩子感興趣的東西，一般每兩年就會改變一次。5 歲到 7 歲這段時間喜歡恐龍，我們去遍所有韓國的自然史博物館，平時只要有空就會唸恐龍書給他聽。從出現可怕駭人的真實恐龍的國家地理雜誌，到可愛的恐龍朋友們的圖畫書，只要有恐龍，不管哪種類型都會給他看。

8 歲時，想說是不是會對爬蟲類感興趣，開始讓他接觸，結果他就愛上昆蟲了。入學之後，我們約定好，每個月帶他去一次大型書店或是二手書店，讓他自己挑書。孩子手中的昆蟲書一本接一本地拿，就這樣，關於獨角仙、鍬形蟲和螳螂的新書到絕版品全都收集到了。

⑤ 漫畫也是教材

學校圖書館中有很多漫畫，想當然爾是所有小朋友的最愛。孩子特別喜愛生存遊戲系列，確實跟其他書比起來，在看漫畫的時候專注力更高、閱讀速度也更快。我完全不在意孩子只看恐龍書、昆蟲書或只看漫畫。

如果有人提倡只能看「有學問」的書，我大概會遠離書本吧。閱讀最大的目地在於「追求興趣」，不管是漫畫還是恐龍書，只要讀者能興趣盎然地閱讀，那就是發揮書本最大的價值。

可惜的是學校圖書館的漫畫不可外借，甚至還規定星期一全面「禁止借閱漫畫」。真奇怪，如果認為漫畫對教育無益，那幹嘛還要將它放在學校圖書館內，讓孩子們看得到吃不到？這到底是一個什麼樣的情況？許多大人會認為漫畫不是書，但漫畫裡也有故事、有教訓、有幽默，只要一提到漫畫，大人那不由分說的嫌惡態度，簡直是在剝奪孩子們閱讀的樂趣。

時常可以看到煩惱孩子只看漫畫的父母們，我很想問他們這有什麼問題？比起手機平板，孩子們光是願意拿起書本就很值得欣慰了。只會接觸 3C 的小孩，是很難會去靜下來看書，但喜歡閱讀的孩子是改變不了這個習慣，希望每個父母都可以理解到這點。孩子在閱讀的過程中，如果發現好奇的地方或者與之前看的有所出入時，會想辦法翻出更詳細的圖鑑來交叉比對確認。這種求證的精神，也是源自於閱讀是他的「興趣」啊。

⑥ 訂閱定期刊物

定期訂閱兒童雜誌，讓孩子每個月都能閱讀新的圖書。

只要收到新雜誌，兄弟兩都會搶著先檢查日前投稿的圖文記事是否有入選，如果有被刊登的話，他們就會滿臉的喜悅與成就感。除了讀得開心之外，也藉機訓練寫作能力。享受喜悅之後，就會靜下來，翻找自己喜歡的部分來閱讀。一般會先看漫畫，看了又看，都要把漫畫的台詞全部背起來了。但就算只看漫畫也沒關係，只要「讀得快樂」就夠了。

⑦ 淨空視覺和聽覺

我們家沒有電視。不是懷抱著偉大的教育哲學而不看，但也不是「完全不看」電視。我用電腦讓孩子們一天看 1 小時喜歡的節目。但該時間以外，絕對聽不到電視聲。看電視太容易了，為了避免讓孩子們輕而易舉就用搖控器打開它，才選擇用我事先設定好的電腦來看。

家裡的電視如果總是開著，孩子們的眼睛和耳朵就沒有無聊的時候。但就是要讓孩子們感到無聊，才會起身去找其他好玩的事做。如果是在吵雜的環境中，根本看不下書的，對吧？

第3章

帶孩子就醫

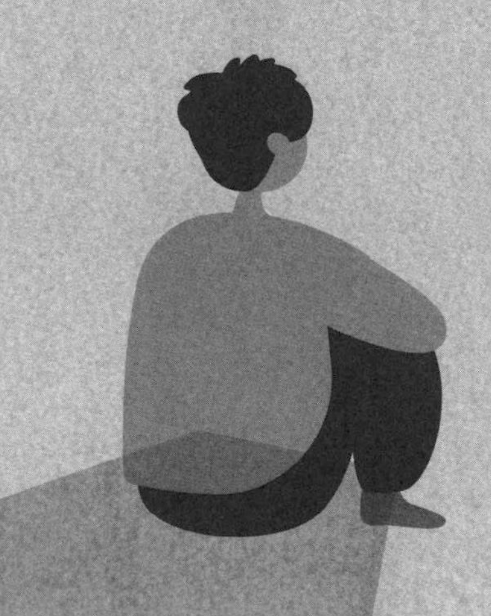

無法擺脫對「精神科」的偏見

入學前後有不少人都勸我，藉由讓孩子服藥來穩定情緒。從著名的精神科教授、孩子的幼稚園老師、1 年級班導師、校內諮商師、醫生、遊戲治療師以及 A 君媽媽。在各種不間斷的勸誘聲下，我們去了好幾次醫院，實際上也獲得了幫助。但是醫院是「治療疾病的地方」，在我們的潛意識中認為「就醫 = 有病」，因此一想到必須要去醫院，就覺得重重的壓迫感隨之而來，內心也很不安。

在孩子面前刻意不說我們的目的地為醫院，而是說：「去遊樂室囉」。在那裡，有很多喜歡小孩的老師，他們會跟兒子說：「我們一起邊玩邊聊天，我會認真聽你說話喔～」，透過聊天的方式來引導。幸好小旭喜歡與人相處，並不排斥與老師互動。

踏進醫院自動門的瞬間，一股沈重的空氣襲來。不知是因為社區落後，還是精神科本來就是這種令人窒息的地方。

「精神科」與我想像中的樣子一樣，雖然我盡量不去在意「精神科」的字眼，但最終在內心深處還是無法控制的扭曲了這三個字的意思。我就快喘不過氣來，但是我沒有讓小旭感受到任何不對勁。

我們社區的精神科是唯一一間從 Wee 中心（為使學生們適應學校，支援與學校關聯的各種心理檢查和商談的機關）獲得治療費用補助的門診單位，因此不論硬體、軟體都不太完善。隔音也很差，偶爾還會聽到隔壁診間的對話，每一面牆上都貼著護膚美容、減肥、大蒜針等宣傳海報。

狹小的候診室裡，也坐滿了許多看起來情緒有點不穩定的人。有人不停在罵髒話；也有不在意他人眼光，獨占三人座沙發躺著喊自己頭痛的人；還有人在服務台重複說了好幾次相同的話。大多是國、高中生或是成年人，沒看到與小旭同年齡的小朋友。

一般情況下，大多數 ADHD 兒童的父母，都會帶小孩到鄰近大都市的專業心理諮商中心。像我一樣不太會開車的話，就只能到社區的精神科門診就醫。來到這裡的人，大概都是跟我一樣別無選擇的人吧！

孩子有點害怕，畢竟在他現階段的世界裡（幼稚園、學校、同齡團體、親戚聚會等），還沒有人比自己更特別。但在候診室裡的每一個人，都有屬於自己的症狀及問題。但不管是哪一種，對孩子而言都是前所未見的存在，種種的不自在感讓孩子更加不知所措。

「媽媽，我有這樣嗎？我在別人眼裡看起來也像這樣嗎？」

第一天，諮商結束，回家的路上孩子說：

「媽媽，我又沒有生病，為什麼要來醫院？」

醫生、護士以及醫院四處張貼的文宣、等候的患者，說明了這裡是醫院。明知道應該要告訴他實情，但終究抵不過自我內心的煎熬，再次想四兩撥千斤帶過。

「我們就算沒有生病也是會來醫院啊，會來打針、也會來做健康檢查。像是會問『小旭現在在想什麼？有沒有讓你感到辛苦的事？』偶爾也需要更進一步來瞭解小旭的內心，看看是否有媽媽沒發現的事啊。」

「媽媽，是不是我在學校太不乖了，害 A 君受傷，所以才要來這裡？」

這是我最不想提及的事實，居然是從孩子的嘴裡說出來。我也說不出「不是這樣的」這句話，雖然我一直用其他說法，試著不讓他覺得「自己有問題」，但以孩子現在的觀察力與敏感度，都已經無法再隱藏下去了。現在的小旭開始明白，自己跟那些就診者「是一樣的人」了。

對不起，
我沒有餵他吃藥—1

第 1 週，我無法餵他吃處方藥。「一天 1 顆藥丸，難道就能改善我們的生活嗎？」如果真是如此，那這一路的辛苦不都是白忙一場嗎？我的內心很複雜，好幾次伸手拿了藥袋卻又放下，就這樣過了第 1 個禮拜。到了回診日，我的心情又再次沉重起來。

醫生總是用開朗的笑容和真摯的眼神迎接我。

「這 1 週怎麼樣？服藥後有什麼特別的轉變嗎？」

我在想要不要說謊，獲得安慰的不只是本人，還有周遭的人。搞不好光是「正在吃藥」這件事，能改變大眾對孩子的看法。發生事故之後，A 君媽媽不是也說了「為什麼孩子是 ADHD 卻不給他吃藥？」

這句話是在說「為什麼應該要吃藥的人，不但沒吃還繼續放任他的行為？」當下我明白了，大家都認為只要給他吃藥，所有問題就能解決。也許吧，不管藥有沒有效，但只要說「有讓他定時吃藥」就能讓大家都閉嘴吧。其實，我只要有把藥倒在孩子的果汁裡，就算他不喝，我也可以謊稱我有給他吃藥吧。

領藥的隔天，我開口問孩子：

「小旭，這是藥。有時候大腦很不聽話，就算你好用力對它喊：『快冷靜下來！』也沒有用的時候，這個藥就能幫助你，怎麼樣？要不要吃吃看？」

孩子從來沒有拒絕過我的提議，只要向他說明原因，不管是什麼都會接受。如果孩子這時自己選擇藥物的話，也就能夠堅定我的想法，於是我讓孩子自己決定要不要吃藥。

「媽媽，如果藥物幫助我讓大腦聽話，但那就不是我努力做到的，是藥做的不是嗎？」

孩子說的話令我大吃一驚。
「我想要再自己試試看，媽媽。」

看到醫生坐在診療室的椅子上等待我的回應，我才想起了我現在人在哪裡。我帶孩子來醫院不就是為了尋求專家的幫助？拿到的處方藥也不給孩子吃，甚至還說謊的話，那我到底為什麼要來醫院？想到這，我實在沒辦法說謊。

「對不起，其實……我沒餵他吃藥。」

醫生的眼睛突然張大。

「原來如此，為什麼您沒餵他呢？」

醫生並沒有責怪我，仍然以溫和的表情詢問我不餵藥的原因。

「我一看到藥就會想到『副作用』，想到這藥物也許會對孩子的精神健康有持續性的影響，我就很害怕。」

「媽媽，不會這樣的。所謂藥物控制，就是要一直服用它才會獲得改善，但如果有任何狀況發生，只要立即停藥就可以了，這點不需要太過擔心。」

從專家的角度來看，一般人對藥物盲目的恐懼感，是多麼愚蠢呢？但是醫生卻一點都沒有責怪我的意思。

在醫生溫和的說明後，我鼓起了勇氣，敘述了我跟孩子的對話。醫生很認真地傾聽，還一邊點頭給予回應。

「因為孩子這麼說，所以媽媽肯定更苦惱，那麼就這樣做吧。既然媽媽和孩子有聊過，我們先尊重孩子的意思，短期內不使用藥物，讓他試著自己努力調節看看。但 1 個月後，如果在醫院評估之下，還是建議吃藥的話，那時候請要服用藥物，這點務必要跟孩子約束好喔。」

這就是專家的本領嗎？！醫生對我的回答沒有顯露出不悅，反而在認真傾聽並提供建議，沒有要我單方面配合醫院的指示，讓我覺得自己也有選擇的權利。出了診療室我期許自己，在面對孩子時能做到像醫生這樣。就這樣，對於要不要讓孩子吃藥，我們多了 1 個月的緩衝時間。

對不起，我沒有餵他吃藥—2

「小旭媽媽，我自己也是孩子的父母，我能理解您的感受，我並不是指小旭不吃藥就絕對不會好。他是進步空間很大的孩子，相信上了２年級肯定會變好，到了３年級會變得更好。只是我擔心的是，目前生活周遭能讓他情緒起伏不穩的因素仍然很多，這也會讓旁人對他投以異樣眼光，如果可以藉由藥物控制，則可以減少不必要傷害。不管我再怎麼保護小旭，如果他的狀況傳遍整個１年級，事情會變得較嚴重。現在的家長不同於我們那個年代，小旭媽媽，家長間只要失信一次，就很難挽回了。」

老師說的很有道理，我選擇讓孩子去上學，在學校的班導師是孩子的監護人，我相信導師絕對像每個父母一樣，希望小孩子好。我相信班導這席話，也絕對是由衷替孩子擔心。

如果我還一直死守我的信念，就不應該把孩子送進學校，而我也沒有強行實施在家學習的動機和覺悟。身為父母的我過著二流人生沒關係，但不希望我的孩子也這麼過活。孩子怎樣都要學會過群體生活，而這不也正是我們上學的原因嗎？在那起意外發生後，我會依著老師的建議去醫院拿藥，不也正是這個原因嗎？

但就像前面自白的那樣，終究是沒給孩子吃藥。

即將又要和班導師面談，我再次煩惱了起來。和在醫院診療室前糾結的時候一樣，想著要不要說謊。本來下定決心要誠實面對的，但一到了老師面前，最終卻沒那麼容易做到。其實，老師根本不知道我有領藥卻沒給小旭吃藥啊。只是若我說了謊，那麼對於如此真心關愛小旭的老師，會不會是種背叛呢？身為小旭的媽媽，面對與他人不同的孩子是再習已為常不過的了。反觀老師呢？他又為何要跟我一樣，要面對這一切呢？

最後，我仍然選擇據實以告。我將之前與孩子聊天還有和醫生諮商時的對話，原封不動的讓老師知道。我相信，就算老師無法認同我的決定，也會給予尊重。

「小旭媽媽，我相信您會指導孩子的，您也一定要這麼做喔！不管是怎麼樣的決定，只要是與小旭有關的，請您像現在一樣坦誠地跟我說。」

我內心的大石頭放下了，沒有被老師拋棄，也因為獲得了老師的認同，頓時安全感湧現。

對不起，我沒有餵他吃藥—3

在孩子決定暫不服藥之後的某日，接到了班導師打來的電話。一看到來電顯示為班導師的號碼，我下意識緊張了起來，調整好呼吸、做好心理準備，告訴自己不管等等聽到什麼話，都要沉著應對。

「小旭媽媽，想問您小旭最近開始吃ADHD的藥嗎？」

這是什麼意思？接起電話前的心理建設，突然開始出現了裂縫。難道小旭的狀況變糟了嗎？

「沒有啊，如果因為什麼狀況決定讓他吃藥，也會事先和老師您商量。」

我的聲音在顫抖。

「對吧？我想媽媽應該不會一聲不響，就直接開始進行藥物治療。其實是因為自上週開始，發現小旭的改變很大，而且是好的改變。雖然本來就有看到進步的樣子，但這幾天狀況更好了，發出聲響的次數也減少了。想說不確定是否是因為已經開始吃藥的關係，所以才打電話跟您確認。」

真是個意外的消息，到目前為止，接了無數次從孩子所屬的教育機構的來電，永遠都是負面回饋，老師這通電話的讚美還真是第一次。大概是從未聽過這樣的好消息吧，至少一直以來，這些電話所帶來的是沒有溫度的聲音，而我也很習慣的面對這些冷冰，但現在老師的聲音讓我感受到一絲溫暖，「是對小旭的稱讚啊～」。而正當我好不容易反應過來，想再繼續說些什麼時，老師搶先開口了：

「小旭媽媽，我也不是什麼專家，所以這種話也不是絕對……但如果照這個情況繼續下去，在我看來，小旭不吃藥應該也沒問題。」

1 年前，診斷出孩子屬於 ADHD 症狀的精神健康醫學科教授說：「只要吃藥就會好了」，意思是為了改善孩子的狀況，必須要配合使用藥物治療；我們遇到的某位專家也說，要讓狀況好轉勢必要服藥。事實上，也有不少父母強烈主張藥物治療的必要性。在這之前，就連班導師也一致認同藥物治療的作法。然而，我現在聽到的「不吃藥應該也沒問題」這句話，居然也是是從班導師的口中說出來。

但其實，最先察覺到孩子的變化並不是班導師，而是 1 年級學期初，班導師安排了班上女同學 Y 君當孩子的「學伴」。Y 君較同齡的小朋友來得成熟，是個小大人，不只是大人們，連同學們也都看得出這一點，因此會圍繞在她身邊。對 Y 君來說，照顧一位朋友是件簡單的事。於是班導師與 Y 君媽媽聯絡，希望她能接受讓 Y 君坐在孩子旁邊。就這樣，這 4 個月來，Y 君成為了孩子的學伴。

我時常都很感謝 Y 君和她媽媽。在 1 年級學期末的家長聚會中，終於見到了 Y 君的媽媽。她在聚會上不斷誇獎小旭，連我都不好意思了。她轉述 Y 君某一天回到家中對她說的話，「我想再和小旭坐在一起，但現在他的表現很棒了，好像已經不需要學伴了。」

然而，是什麼讓孩子有如此大的轉變呢？大致可推測有以下 3 大要素。

① 隨著成長的自然變化

小孩不就是如此嗎？每隔一個時期都會看到他們突然飛躍式的發展。在 1 年級的尾聲，難道也是孩子正在成長發展的時期嗎？原本以為我已經把他教導到一定程度了，沒想到隨著成長，他能夠持續進步。

② 本人的決心

「如果藥物幫助我讓大腦聽話，但那就不是我努力做到的，是藥做到的，我想要自己再試試看。」

孩子瞭解他在說什麼，更懂得對自己說出的話負責任，這是令我感到最驕傲的優點。與本人的大腦、意識相違背時，他想起了自己曾說過的話。

③ 情緒上的安定

送孩子上學，在校門前揮手之後，馬上又要再出發到學校。下課時間，在學校圖書館和孩子一同讀書，2、3 個小時過後，又到了放學時間去接孩子。因為這樣，我們幾乎每間隔 2 個小時就會看到對方，多虧這樣的模式，讓孩子渡過了情緒最安定的 1 年級生活。

所以說，是「時間」、「小旭的意志」與「媽媽的堅持」，造就了現在的他。不僅沒靠藥物，也誠實讓大家知道這點，完全正當坦蕩。然而，就因為我的一路走來的「堅持」，造成身邊多少人的麻煩與不便？曾經我也想過，我到底為何要如此堅持己見？我甚至仍還無法確定，自己的決定是否是對的…。假如，小旭在不用藥的 1 個月觀察期間再次行為脱序，不正是我自打嘴巴的最好證明嗎？那我還能拿什麼理由繼續「堅持」下去呢？

ADHD 是否一定得藥物治療？這並非單靠我的經驗就能給予建議。每個人的觀點都不同，但是選擇權在你。面對身旁那些認為「非得藥物治療不可」的過度關切的聲音，要怎麼應對呢？我只能說，不論是用打太極般的迂迴挽拒，或是積極表達自我立場並說服對方，決定權都在你。只要記得，你在每一個當下所做的每一個決定，出發點都是「為了孩子好」。

媽媽，我真的不是故意的！

孩子在醫院接受「遊戲治療」，醫院推薦的治療師，是負責該院平日午診的P醫師。P醫師很瞭解ADHD孩子的狀況且善於處理，和小男生特別合得來，在醫院裡有「男孩專門遊戲治療醫師」之稱。即便如此，我放棄了P醫師，選擇週末看診的L醫師，因為孩子爸爸只有週末才能陪同。

週末的診療室非常擁擠。L醫師看上去很年輕，應該未婚。L醫師都會從「遊戲室」的房門探出頭來唱名(我們統稱診療室為遊戲室)，從他叫孩子時的口氣中，好像可以感覺出有點為難及勉強。孩子聽到醫師叫他，就乖乖地進去房間裡。「在遊戲室裡的30分鐘內，會玩些什麼呢？」其實就算隔著門，偶爾還是可以藉由從裡面傳出孩子的怪聲以及醫師慌張的聲音，解讀出裡頭的氛圍。

當孩子出來，就換我進去。狹小的診間裡，除了勉強容納兩個大人面對面坐下的空間外，滿地都是玩具。我們在玩具堆裡展開了一問一答，醫師向我問了些簡單的問題，再依據我的回答，整理出小旭這次看診的狀況。

醫生說孩子有「抽動綜合症」，他發現小旭會不自覺的反覆擺動手臂。這是最令我吃驚的，因為我每天都牽著他，但卻也沒發現這點。現在回想起來，才驚覺每次我的手臂也都在不停晃動著。

「抽動綜合症，是一種突發性、重複、無規律的肌肉抽動，症狀也可能轉移至其他部位，所以監護人必須好好觀察。」

從那天起，為了能察覺到孩子的抽動，我刻意將手更貼近他的手臂。只要一發現是他在抽動，心裡沒來由的感到煩躁。某一天，我忍不住嚴肅的問他。

「小旭啊，你覺得這樣好玩嗎？是因為好玩才做的嗎？」

「不是啦，媽媽，不是因為好玩才這樣，只是不這樣做，我就覺得整個人都怪怪的。」

我太了解孩子那句話中的涵意了，那就好比搔不到癢處似的，混身不對勁。

因為我也曾有過相似的經驗。小時候有咬指甲的習慣，一直到了 20 歲，實在太害怕讓別人看到我破破爛爛的手指，才費了不少心力戒掉。但當初會開始咬指甲並不是覺得有趣，而是如果不咬就會像螞蟻爬滿全身一樣，超級難受。即便這個行為已經讓你受到關切，但你就是無法控制自己，反而為了逃避他人眼光，咬得更加猖狂。

當然，咬手指的行為不是抽動綜合症，但起因是來自於不安與焦躁，與抽動綜合症類似。事實上，從開始咬手指，接著變成抽動綜合症的情況不少。當時，我的父母只覺得這是「壞習慣」，沒有人將這行為稱作「抽動」或「症狀」等反感的名詞。但此時此刻，我卻因為發現他又在抽動了，而略顯不悅。

我問孩子的爸知不知道他這個狀況，他說很早就發現了。但擔心跟孩子溝通，反而讓他因為想刻意抑制抽動而感到更不自在，所以就沒特別說了。

孩子的爸爸說的沒錯。就算我知道了，也不能做些什麼，反而為了不讓我在孩子面前擺臉色，不知道會比較好。於是，我決定回到那個什麼都不知道的自己，若是擺動手臂能夠減少孩子內心一些些的不舒服感，那也沒什麼大不了的。

在那之後又進行了 3 ～ 4 次的遊戲治療後才知道，原來醫師每次都讓孩子選擇玩具後，放他自己玩，然後觀察並紀錄整個過程。孩子起初是因為家裡沒有的玩具而感到新奇，所以可以自己玩耍，但他終究是喜歡互動的。我內心希望醫師能陪孩子一起玩耍，但醫師徹底堅持觀察者的立場，前面的時間觀察孩子，後面的時間向我報告。

「他的遊戲模式總是一樣，經常是肉食動物去攻擊草食動物，抓住並吃掉，遊戲就結束了。」

「具有暴力性類型的小孩，建議一定要使用藥物。」

醫師一針見血的評語，是他客觀地觀察孩子的行動所得到的結論，某種程度上來說有一定的道理。但是，孩子很清楚知道這裡是醫院，自己來這裡是被治療的對象，根本無法藉由那短短的 30 分鐘的診療時間來得到安慰，更別說他會玩得多開心了。

醫師問診，將孩子視為「矯正」的對象。醫師會有這種想法也是情有可原，但是卻與我的期望相距甚遠。為了能夠遇見對孩子有幫助的醫師，我下定決心，轉診回平日下午的 P 醫師。

下星期四，是與P醫師的初診。第一次自己手握方向盤，雖然考取駕照有1年了，但卻沒有真正在市區開過一次車，連在要發動車子之前都還在顫抖，我感受到從掌心冒出的冷汗。

「安全帶繫了嗎？」
「嗯！」

孩子回答的同時，我悲壯地發動了車……。

為什麼選擇就醫呢？

醫院平日的午後很冷清，少人耳目的氣氛讓我感到自在。P 醫師朝著坐在候診室的我們走來，和孩子平視後並向他打招呼。

「小旭，你好啊，今天要不要和醫生叔叔開心地玩遊戲呢？」

從候診室到遊戲室不到 10 公尺的距離，送走前一位孩子的同時，就過來迎接下一位。對於初自見面的醫生，孩子略顯不確定得轉頭看向我，我對他點點頭，帶著他隨著醫生的腳步朝遊戲室走去。

進去不到 10 分鐘，孩子發出尖叫聲穿過診療間的門，在整個醫院迴響。我下意識地緊張起來，根據以往的經驗，照理說接下來應該會聽到醫生帶著慌張的口吻，想要穩定孩子的情緒才對。但這次不一樣，彷彿一切都在 P 醫師的掌握之中。我心想：「所以我也可以不用緊張嗎？」於是，我鬆開了因為緊張而抓緊包包的手。

在遊戲室裡，醫生靜靜地跟著孩子的視線，一起進入到他的遊戲世界成為他的玩伴，我整個很放鬆地等待著。不同於之前整整 30 分鐘的坐立難安，想著要不要敲門中斷診療的我。遊戲室裡，醫生很溫柔的包容孩子所有行為舉止，與他在同一個立場。遊戲室外的人們，也不用被時不時傳出的尖叫聲所困擾，以前孩子在遊戲過程中發出的尖銳叫聲，總讓醫生很頭痛，但現在被視為很自然的遊戲過程。

30 分鐘過後，醫生和孩子一同從遊戲室裡出來，帶著我前往諮商室。不同於地板堆滿玩具、亂七八糟的遊戲室，我們就著乾淨的桌子面對面坐了下來。雖然只是場所改變，但就能讓內心變得平靜。接著醫生向我說明了遊戲和對話過程。

「小旭喜歡帶點肢體動作，以及自然界食物鏈弱肉強食的遊戲，在他的遊戲世界裡，有他自己的法則與哲學，他的思考模式非常獨特。遊戲的過程中，他不時會發出聲音，學著恐龍吼叫，而他非常喜歡我跟著他一起嘶吼。」

我聽著醫生的話，不斷地點頭附和。

當你聽到醫生觀察出「真正的孩子」時，那是種神奇卻又欣慰的感受。

「好的，現在我想聽聽媽媽的想法。小旭媽媽，您為什麼選擇帶他來看醫生呢？」

我對醫生的問題感到慌張，因為在這之前，L 醫師從來沒問過我的想法。而商談的時間只剩下 15 分鐘，如果開頭的方向錯了，就會胡說一通，要是影響到醫生後面看診的時間該怎麼辦？由於我猶豫不決、遲遲開不了口，醫生再度開口。

「一般會來醫院，表示有許多苦惱的地方。例如：養育孩子到至今所發生過的事，是否發生了什麼事才讓您想帶小旭來醫院呢？」

於是，醫生就聽著我敘述孩子在 8 歲以前所發生過的以及最近發生的事。除此之外，還有與孩子相關的事。我也坦承會來醫院是最近發生的某件意外，我不自覺地說出了心裡話，赤裸裸的表達所有情緒，在處理意外的過程中，我所感受到身為媽媽的挫折感和愧疚（實在是無法向朋友訴說），醫生不為所動靜靜地傾聽著。

小旭一直是特別容易受到關注的存在，身為他的媽媽，這一路以來我無法直率表達自己的情緒。他無法控制自己激動的情緒，也不會拿捏分寸，我只能像影子一般，無時無刻跟著他，默默支撐著他。這是第一次，毫不保留的釋放我內心深處的情感。說完冗長的故事後，我已精疲力盡，但突然一股懊悔感排山倒海而來。想著我是不是搞錯狀況了，來這是為了孩子的治療，但我卻在宣洩自己的情緒。擔心醫生會不會覺得「這媽媽真厚臉皮、一直在說自己多辛苦」的想法。不知不覺間，我開始觀察醫生的神情。不過，事實證明，我把醫生想得太壞了。

「別太擔心，在那個情況下，您已經做出最好的選擇了。在學校這個特殊的環境裡，為了防止孩子成為其他學生家長口中茶餘飯後的話題，換作是我大概也會做出相同的選擇，所以希望媽媽不要再自責了。」

瞬間我的眼淚差點潰堤，雖然醫生有可能只是出於安慰，但卻讓我有了強烈的被認同感。在與其他學生家長之間，由於我長期自卑、低姿態，導致我不得不概括承受所有輿論及壓力。在他們的眼中，我就是個教導無方、失敗的媽媽。這種挫折感壓得我喘不過氣，卻也沒有情緒出口。

但現在醫生竟然跟我說：「妳沒錯，換作是我也會這麼做的，這是最好的選擇。」這些話無疑給了我最大的安慰，不可否認，在這次的診療中，不光是小旭，連我也被治癒。

要先能夠承認自己受傷，正視且面對自己的傷口，你才有痊癒的可能。與此同時，我也收起了看孩子時的惻隱之心。

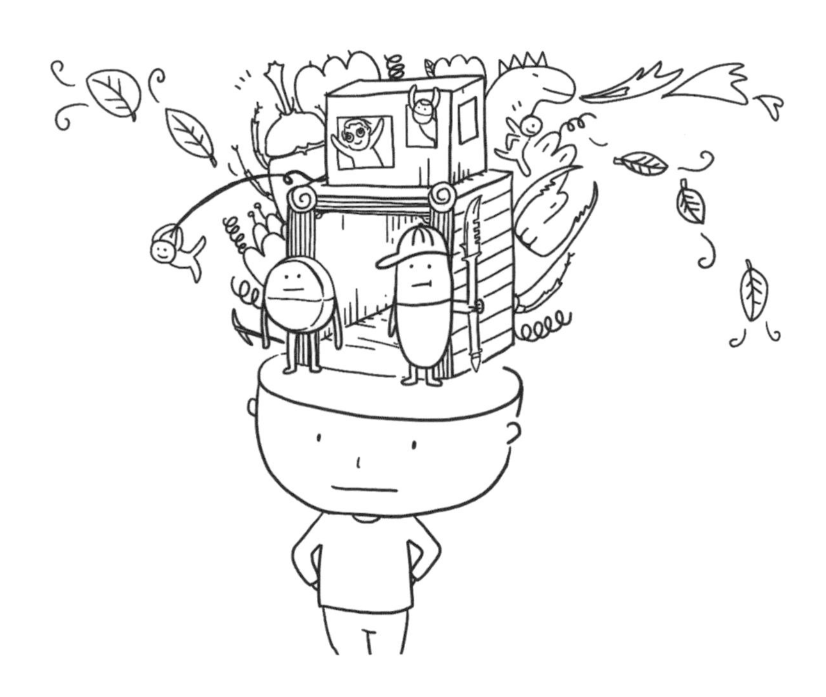

在家可以，
為什麼在外面就不行？！

1 個月後，醫生建議我們稍微調整在家與孩子玩遊戲的模式。

「我發現，小旭很喜歡肢體互動的遊戲，在這方面的表現也很優秀。對男孩子來說，與爸爸的互動在成長過程中，是相當重要的一環。只是，接下來希望爸媽能夠從動態的遊戲方式，進一步慢慢調整為，需要遵守規則的靜態遊戲。」

於是我去買了大富翁、疊疊樂和卡牌遊戲。在買的時候我還是很猶豫、拿不定主意。畢竟，不過就半年前而已，跟他玩過幾次桌遊，除了他不懂控制力道之外，也無法維持太久的專注力。更別說他根本也輸不起，輸了幾輪下來就生氣不玩了。在學校玩桌遊的時候，同學們曾說過他力氣太大，所以不要跟他一起玩。才短短 6 個月的時間，是能有什麼戲劇般的改變嗎？

我就抱著做作業的心情，和孩子開始玩大富翁。但是我嚇到了！孩子乖乖的坐了整整 3 個小時！而且他這次相當好勝，完完全全把我當作他的競爭對手。我不知道，在這段就醫的期間，他進步了這麼多。

接下來的階段，醫生建議我們制定出一個「制止動作」，意思是當發現小旭突然失序時，透過這個動作來讓他明白，「原來此時此刻，這樣是不對的。」因為我是孩子的媽媽，我瞭解他的個性，能夠體諒理解他的行為，但對於其他人來說並不是這麼回事。所以需要透過「制止動作」，讓他聯想並意識到「現在不該如此」。

在那期間，我經常告訴他：「小旭在家的時候，怎麼做爸爸媽媽都可以接受，那是因為我們很瞭解你。但是在外面的時候，就不一樣了，因為大家都不瞭解你啊。」但是問題的癥結所在，是在這之前，我將他種種失控的行為，很理所當然的視為「不是故意的」、「應該被諒解的」。而當我現在才想要導正他的觀念時，他肯定感到很錯亂。

對內、對外，都應該用同一套標準來引導他才對。我們用「因為在家、因為是家人、小孩子本來就是會這樣」的說詞將行為合理化，最終對孩子是沒有幫助的。

醫生並沒有把孩子當作是「ADHD 患者」，而是以「小旭」的身份來對待。從每次就診中，觀察出孩子特有的行為與個性，進而給予我們調整的方向。真的多虧了 P 醫師，我們才有機會發現以前做法上的疏失，並重新修正。

在最後一次的回診日，P 醫師對我說了這樣的話：

「在 ADHD 的孩子們之間是有程度差異的，只是差別不大。差別最大的反倒是父母的態度，有很多家長來到諮商室裡，整整 20 分鐘都在抱怨自己帶這樣的小孩有多辛苦、因為孩子受了不少折磨、其實都是 ADHD 的孩子的問題。想當然爾，那些人肯定是不滿意孩子的表現。但是，小旭會溝通、很單純、心地善良、懂得讓步也有同理心，是一個情感豐沛的孩子。像您能經常站在孩子的立場思考、發現他的優點，這些都是身為父母最棒的表現。我認為你們把這些正能量傳給孩子，小旭一定會變好的。」

照料小旭的日常，難免偶爾會感到沮喪，這時就會想起 P 醫師說的話——「孩子的狀況，一定會改善的。」

和 P 醫師的緣分在入冬時畫下了句點。回家的路上，我一手插在口袋裡，另一隻牽住孩子的手發現，小旭的抽動綜合症消失了。

要是沒有遇到 P 醫師，孩子現在會是什麼樣子呢？那麼我又會是什麼樣子呢？即便沒有碰到 P 醫師，也能克服創傷嗎？應該會的吧。再怎麼說，我是 ADHD 孩子的媽媽啊！我所經歷過的不是一般媽媽的生活，我所累積而來的應變與抗壓，足以讓我撐過來吧！不過，我真的真的很感謝那段期間，P 醫師所給予的幫助！

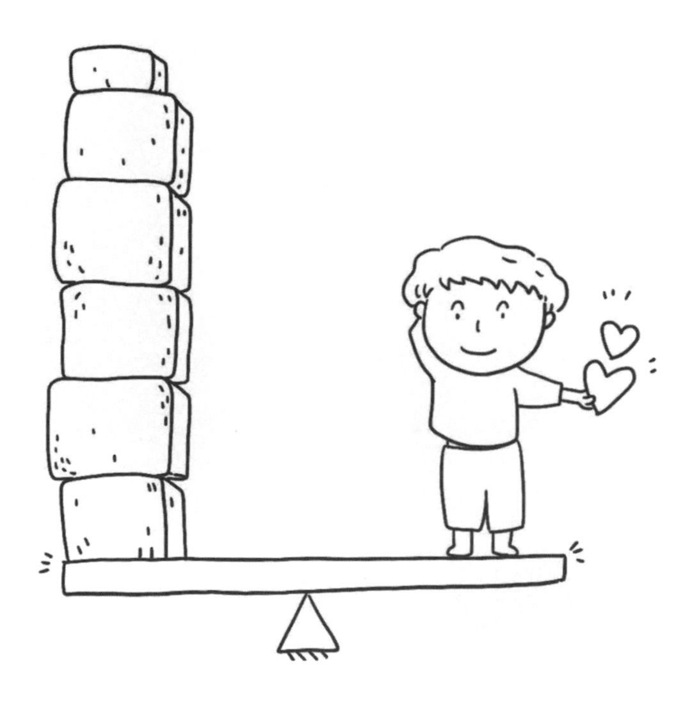

第4章

建立關係，結出果實

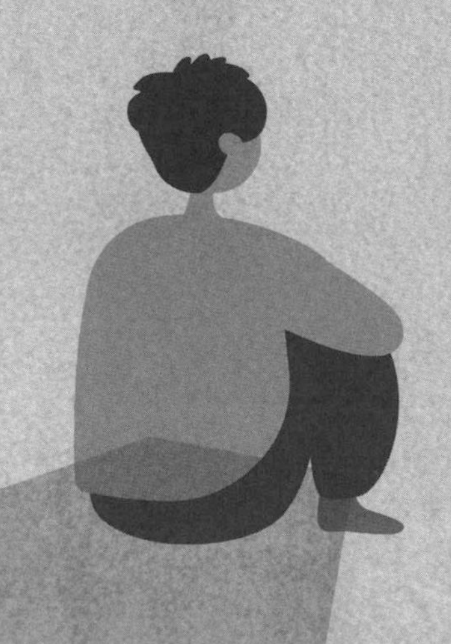

默許一切行為，我就是好媽媽嗎？— 1

「我要殺了他！我要讓 D 君在世上消失！」

12 點 40 分的放學路上，校門口滿是學生與等著接小孩的家長。孩子站在路中央，使勁地破口大罵，我用盡全力才把孩子拉走。隨後 D 君的奶奶出現在我們面前，擋住去路。

「喂，不能對朋友這麼說話，不管有多生氣，都不能說要殺了對方。」

就算奶奶說得再有道理，她依舊不該攔住我們。接著 D 君媽媽出現了，我相信，此刻我們兩個人是一樣的表情與反應。我們都不確定對方現在是打算道歉，還是準備發脾氣。

D 君是學期初，在孩子發生與 A 君的意外後認識的新朋友。由於在那之後，孩子無法再和 A 君玩耍，於是後來和 D 君變成好朋友。

其實，在那起意外發生後，我對孩子的交友也相當小心謹慎。對於其他家長總是察顏觀色，看他們是否認為小旭是危險人物。我很害怕他們會認為，讓自己的小旭和孩子交朋友是很危險的事。經過幾番思考後，我才邀請 D 君和 D 君媽媽來我們家，打算事先告知對方孩子現在的情況和傾向，讓他們選擇是否仍然願意維持朋友關係。

D 君媽媽一進玄關，就表現得異常雀躍，並送了袋麵包給我。D 君他第一次被邀請到朋友家玩，因為太興奮所以昨晚都睡不著，從他的話中可以嗅出本質相同的氣味。聊了天之後，更可以確定他和孩子是同一種人，D 君果然也是是 ADHD。

ADHD 的臨床診斷是透過檢查表、醫生問診及父母的觀察報告，來進行初步判斷。即便接下來會利用專業腦波檢查、深入諮商並經過多角度深層分析之後，才能確定診斷結果。但不論再怎麼精密的過程，對父母而言都顯得草率。

正因為診斷過程相當迅速，以致於讓父母感到不安，關於這點我與 D 君的媽媽有強烈的共鳴。如同 ADHD 的診斷，我們對處方藥也有著相似的疑慮。

D 君的主治醫師在第一次問診後認為，可以先觀察一陣子，再視情況判斷是否要用藥物治療。但是，最後竟然在孩子的爸爸強烈要求下，開立處方箋。之後大概是看到 D 君因為副作用開始沒食慾、咬指甲和焦慮不安的樣子，才說要中斷服藥。

像是找到知己一般，互相傾吐身為 ADHD 父母的所有難處及心情，我們在彼此身上得到了慰藉，這是最觸動我內心的安慰。正因如此，我們更能體諒、包容對方的孩子，那天下午在我們之間——D 君和我家孩子、D 君媽媽和我，彷彿牽起了很深厚的情感。

本來我和 D 君媽媽在社區就有各自的朋友，D 君媽媽很熱情地邀請我加入她的交友圈，而我也欣然接受。D 君的朋友們也和孩子處得來，總能不大吼大叫好好地玩上 2、3 個小時，與在幼稚園的情況有著天壤之別。當然，偶爾仍需要大人的調解，不過相較以往總是動不動就要追著朋友打的狀況來看，真的不算什麼了。

問題是我和 D 君的關係，D 君不喜歡偶爾略帶激動懲罰孩子的我。隨著時間過去，開始對我表現出憤怒。

一開始，D 君頂多只是發發牢騷，但之後對我動手成了常事，也曾用力打我臉頰，導致眼鏡飛了出去。看不下去的孩子過來問我：「我又沒打 D 君媽媽，為什麼 D 君總是打媽媽？」

而 D 君媽媽也目睹了一切，但她卻默許 D 君的行為，更沒有向我道歉。如果 D 君媽媽當下有導正 D 君，適當的處理狀況，那我倒也不會說什麼，畢竟我很能體會照顧 ADHD 孩子的心情與辛苦。但顯然不是這麼一回事，我完全無法理解 D 君媽媽的想法。也因為這件事，讓我決定適度的與她保持點距離。

D 君從學期初開始，就常常會在課堂中突然背起書包跑回家。小旭對此並不在意，這種事也不影響他們之間的友情，我也一樣。因為據他們說，在這個不有趣的學校裡，他們要好好珍惜友情。

發生問題的那天，D 君一如往常在課堂中背起書包走出教室。偏偏那天，同學們紛紛向外跑出去，想阻止 D 君，小旭也在其中。他抓住 D 君的書包，就在那瞬間，D 君咬了小旭的手臂。因為這樣，小旭一氣之下用力推了 D 君，結果 D

君撞上了牆壁。孩子說在那之後，其他同學們和 D 君持續折騰，但他就走回教室，不清楚後續的情況。

D 君媽媽小心翼翼地跟我聯絡，說 D 君被同學們欺負，然後「小旭」也在那群人裡面。而我在向孩子瞭解完情況後，向 D 君媽媽道了歉，同時我的內心也隱隱期待，D 君會為咬了孩子的事道歉。另人遺憾的是，D 君媽媽對於 D 君的行為隻字未提，在接受我的道歉後就掛斷電話。那一刻起，我對她徹底感到失望。

掛上了電話後，我馬上傳了訊息給她，內容是說「小旭做錯事，我會讓他道歉並注意，也請您適當地指正 D 君的行為。」D 君打我的臉，眼鏡飛出去那瞬間的不知所措，以及當時對 D 君媽媽的處理感到失望等，全寫在了訊息裡。像我會做的一樣，發了一篇小心眼、鉅細靡遺的長篇大論，而 D 君媽媽的回覆不同於我，十分簡潔有力。

「好，小旭媽媽的意思我知道了。」

短短幾個字就能讀出她的情緒，她確實回覆我了，但這也成了我們最後一次的聯絡。

在那之後，D 君媽媽對我的態度，開始顯得很不自在，當然也沒有再邀請我們參與她的聚會。要說不失落是騙人的，但另一方面也很慶幸這件事情順利落幕了。因為，即使沒這件事，我也會和 D 君媽媽保持距離。不過大人們的感情，沒有理由侵犯孩子們的世界，因此我只希望我們自己能過得好好的。只是萬萬沒想到，事情終究還是爆發了。

孩子在眾目睽睽下對著 D 君大罵：「我要殺了 D 君！！」這句話，可以說徹底毀了我那小小的心願。我將他抱入懷中，努力的抑制怒氣與哽咽，我問 D 君：

「D 君，為什麼你要用鞋袋打小旭的臉？」

默許一切行為，
我就是好媽媽嗎？—2

我像平時一樣，在校門口等待孩子放學。以往 D 君媽媽也都會來接 D 君，但那天是 D 君朋友的媽媽，來接 D 君和他的孩子放學。相互簡單寒暄後，就各自等待。

看到孩子們從遠處列隊走了下來，小旭走在前面，D 君在後面，開心地朝向我跑來的小旭回頭看向 D 君，高興地與他揮揮手。怎知 D 君在看到孩子向他揮手後，突然加速衝下來，轉眼間他用鞋袋用力地往孩子的臉上甩去。頓時間，所有人都僵住了，直到聽到小旭與 D 君大打出手的聲響，大家才回過神來。

「快住手、快住手！」

兩個大人用身體相互隔開各自的孩子。

「小旭！快住手，D 君你為什麼用鞋袋打小旭的臉？」

雖然抑制了怒火，但是聲音卻在顫抖。

「妳先問問小旭，兩個人在學校發生了什麼事。」

對於 D 君友人媽媽的話，我感到很火大。是要向被打的孩子問些什麼？就一定是我的孩子先讓 D 君生氣，所以 D 君現在還手是應該的嗎？如果今天被 D 君打的換作是其他人，她還會這麼說嗎？在那短短的瞬間，我腦中跑過了許多想法。但畢竟也不是 D 君媽媽，我也沒時間去想這些。時間拖越久，我就越難控制住情緒無比激動的孩子。

「D 君打我！我什麼也沒做耶！！我要讓 D 君消失！！」

孩子一邊大吼大叫、一邊掙脫，要我一個人壓制使勁全身力氣想掙脫的孩子，實在太吃力了。這是 8 歲小孩的力量嗎？太驚人了 (雖然是閒聊，但從那之後我都會好好吃完午餐，再接孩子放學。) 奮力將孩子帶離現場時，所有人都看在眼裡，讓我冷汗直流。突然間，D 君奶奶站出來擋住我們的去路，說著：「不管有多生氣，都不能對朋友說這種話！」當下我連回嘴的心情也沒有，只想趕緊帶孩子回家。

「小旭，沒關係，媽媽都看到了，媽媽很清楚，是 D 君先打你，他實在不該這樣的。」

「D 君也要一樣被打才行！」

「小旭，你剛剛不是也打回去了嗎？你已經反擊了啊，而且你還一直說要殺了他、要讓他消失，這樣是不對的！說出那樣的話，比起 D 君，你更不應該。」

「為什麼！！是 D 君先動手的！！媽媽，妳不是常說先動手的就是壞人嗎！！」

「沒有錯，小旭，你先冷靜，先打人的是 D 君，但媽媽是擔心大家也把你當成壞人，回家後我們好好聊一下。」

好不容易才說服孩子，在回家的路上我的電話響了，是 D 君媽媽打來的。

「D 君媽媽，我現在情緒很混亂，先緩緩好嗎？晚一點再跟您聯絡。」

「您在哪裡？我現在過去找您，我家孩子必須要道歉，我們現在過去。」

「不用了，小旭也還手了⋯我們也沒有接受道歉的立場，等孩子們情緒穩定後再說吧。」

「我們現在過去，在您家前面的公園見。」

還真是無奈啊…雖然不是不能理解她的想法，但我實在很累，好不容易才讓孩子稍微冷靜下來而已，想到還要面對 D 君他們就有點煩躁。帶著孩子先回到家裡，給他喝水、幫他擦臉。

「現在好多了嗎？」
「沒有。」
「D 君說他想向你道歉，在公園碰面，你要去嗎？」
「嗯。」

我帶著孩子下樓，看到 D 君和 D 君媽媽坐在公園的椅子上等我們。因為時間還早，所以公園沒有半個人。D 君媽媽壓低聲音跟 D 君說了什麼之後，輕輕推了 D 君的背。

「小旭，對不起。」
「好了，以後好好相處吧。」

若是以往的我，肯定也會讓孩子道歉的說：
「我也一樣打了你，還說要殺了你的話，對不起。」

但那瞬間，為什麼我怎樣也不讓孩子開口道歉。大概是因為，我之前再怎麼樣也都沒等到 D 君道歉，內心仍然很不是滋味的關係吧。D 君媽媽應該沒料到，等到的是我與孩子的沉默。於是，她輕輕的將手搭到小旭的肩上，看著他語氣溫柔的說：

「小旭，真的對不起，D 君說因為他剛剛滿腦子都只想著要玩遊戲，正巧朝他揮手的小旭很像遊戲中的角色，他太想擊退敵人，才會出手打了你。但是因為 D 君到現在還不太能表達自己的想法，所以阿姨代替他向你道歉，真的對不起，一定很痛吧。」

為了道歉把 D 君帶到這裡來，結果發現沒那麼容易。她思考、苦惱了多久，才下定決心帶 D 君來道歉，即便最後只是為了守護自己的孩子，但我被 D 君媽媽的這個舉動給感動了。畢竟，一直以來道歉總是我在做的，今天倒是我第一次「被道歉」，況且又是這麼有誠意的道歉，感動之於，好像也覺得沒什麼好計較的了。

「您應該嚇到了，謝謝您特地過來道歉，多虧您小旭的情緒穩定多了。」

「哪的話，一開始我也不清楚狀況……之後聽到了轉述，才想說一定要道歉才行。」

「不管怎麼說，現在都沒事了，您一定也辛苦了。」

兩個大人既尷尬又彆扭，一邊互相寒喧道歉，一邊打量著適合道別的時機。

「其實我認為這是男孩子們之間經常會有的事，如果您能理解當然很感謝，如果不能，那也是沒辦法的事。」

她那天，如果不說最後那句話應該有多好啊！

只是，我也不打算把這件事當作是個問題。因為我認為，在這件事情上，孩子下意識會想出手反擊是人之常情。但 D 君媽媽最後的那句話，也抹滅了幾分鐘前，她認真向孩子道歉的真心誠意了。看著她轉身離去的背影，我在心中默默對她道別。

再見了，D 君媽媽。

我們無法每件事都盡善盡美，就算是這樣，也都盡力了，不管是妳、是我。

D 君、D 君媽媽、小旭、我，是四個不同的個體，在不同的環境生活成長，即便 D 君與小旭都是 ADHD，但我們是無法完全瞭解對方。我與 D 君媽媽，只是很單純站在自己的立場，用自己的方法，守護最愛的孩子而已。

與學生家長維持好關係，是必要的嗎？

認識同班家長們沒有不好，特別是大部份的男孩子們在放學的同時，就把老師交待的事全都遺留在抽屜裡，回到家一問三不知，而認識其他家長就有助資訊共享。不過，最近班導師會使用一個叫做《e 通知》的 app，直接跟大家公告作業和通知事項，所以也沒有必要向其他媽媽們確認了。那麼，這樣要怎麼維持家長們之間的關係呢？如果，你家的小孩乖巧聽話、表現正常不鬧事，那麼說實在的，就算不跟其他家長們打交道也無妨。

但是，勸各位一定要參與 1 年級的第 1 次的教學觀摩，為了自己的小孩很少家長會缺席。但會提到教學觀摩，是因為教學觀摩結束後，家長間會設立很多通訊群組，或是會約很多聚會活動。雖然也可以推辭班級聚會，但加入聊天群組的話，對於獲得學校資訊及瞭解班上狀況是很有用的。

如果覺得就連聊天群組都很煩的話，那麼不加入也都不會有問題。畢竟，不參加班級聚會的話，所有學生家長也都是在每年 1 ～ 2 次的義務志工（導護媽媽、義交媽媽）才會互相有交集。不需要為此，就勉強自己留在聊天室裡。因為孩子在學校發生任何問題時，比起家長之間私下聯絡，透過校方處理是更加明智且正確的做法。寫到這邊，或許會讓你認為，維持學生家長之間的關係是沒有意義的事，沒錯，但前題是，你家的小孩乖巧聽話、表現正常不鬧事。

也就是說，一定也會有「必須、不得不」與其他家長們維持好關係的父母。白話文就是說，如果你家的小孩行為表現異常，搞到全班都知道的情況下，那麼你就非得加入群組不可了。說是加入群組，真的就是單純「加入」就好，並不需要太過積極發言、表態和過度回應。俗話說：「言多必失。」等到非得要你發言時，再出聲即可。

切記，無須與其他家長們建立過多情感，這是一把雙面刃。在你單方面自認與大家交情甚深，但只要沒拿捏好分寸，過於分享自己小孩的表現是最大禁忌。當你多稱讚一點，別人認為是「炫耀」；偶爾多抱怨了幾句，你以為的安慰其實是「嘲笑」。哪怕是那些人先開啟這類話題，也請看過就好。在這種群組間的關係是超乎想像中的薄弱，翻臉比翻書還快的劇情，三不五時就會上演。因此，一定要守住界線。

同時，請最好有「隨時能夠幫忙校內活動或擔任志工媽媽」的心理準備。這也不是說非要你硬擠出時間參與不可，而是你必須表現出「關心孩子在校生活」的積極度才行。雖然很現實，但這就是獲得其他家長認同的做法之一。

我的情況比較不同，是因為我沒有其他家長的外務，所以可以把所有時間都花在孩子身上。每天接送孩子上下學的途中，藉由與遇到的家長們打招呼，漸漸地認識不少人。在每天多次往返學校的路上，偶爾也會出現一些小插曲。安撫因為弄丟室內鞋而啜泣的小妹妹，在送她進教室之後，幫她找回鞋子再送還給她；或是帶著因為遲到，獨自一人傻傻站在教室裡，不知所措的小男生到體育館…等等。而這些事情，也在群組中傳了開來，我也就更拼命的裝模作樣（？）朋友還因此幫我取了個「熱心媽媽」的綽號。

對於學校統發的志工邀請通知，我都先靜觀其變，等到志工人員不足的公告出現之後，才積極表明參與意願。「被動的積極」，間接展現出我是值得信賴的媽媽，我相信這一切，不管孩子之後出了什麼狀況，多少都可以彌補。

結論就是，與家長們維持好關係是必要的。唯一目的就是將「你是個積極關心孩子在校生活、對校務展現熱誠」的印象，植入其他家長們的腦中。畢竟，當自己的小孩與其他小朋友發生衝突時，都必須直接與對方家長過招。所以，為了讓自己「值得信賴」，再怎麼樣也要加入班級群組。

旁人的經驗也是你育兒的養份

「外出」對 ADHD 兒童來說，最大的問題在於他們的行為太容易引人側目。基於我與孩子互相信任、理解，因此平時在家中，就算孩子的行為突然變得無法預測，我也能有包容的心。但在外頭，就無法相提並論了。孩子難以捉摸的行為模式，就像一顆未爆彈，你不知何時會被什麼引爆。而你更無法要求讓任何一個外人，用跟你一樣的同理心去接受孩子。因此，讓我感到最頭疼的，就是帶他出門的時候。

因為孩子社會化不足，除了原本就很難以掌控自己的情緒與肢體動作以外，也很難發揮同理心去理解他人，給予正常的反饋。另一方面，孩子的成長狀況較同年齡的小孩來得好，因此體型塊頭也大得多，這也使他看上去比實際年齡大。綜合以上兩點，更容易讓人誤會「他就是個不懂事的小孩」。然而，孩子是持續在進步的，雖然是以極微緩慢的速度。只是，久而久之，「外出」也讓他覺得越來越緊張⋯。

就算這樣，我會考慮在孩子正式入學後，開始帶他出門。

最主要仍是希望能慢慢訓練他的應對能力。孩子平常無法也不曉得，如何去處理在校時發生的各種狀況，所以會感到受挫、低落，若是有媽媽的從旁協助、引導他、讓他學習，不才是最佳解決之道嗎？為了達成這個目的，我漸漸讓孩子增加和同齡小孩接觸的次數，每天放學後讓他在公園玩 3 個小時。就這樣，整整 1 年都按時到公園報到，但孩子最終卻一個玩伴也沒有，直到 2 年級期中左右，才結交了社區裡的朋友。從 5 歲起就認識、幼稚園的同班同學——C 君。

夏季開始的某一天，孩子收到 C 君的來信。

給小旭

小旭，你好啊，我是 C 君。

上次我們在公園一起玩，真的很開心，等放暑假我們再一起玩吧！

那麼再見囉，祝你開心。

20XX 年 6 月 19 日 C 君上

C 君是個行為端正、說話得體的孩子，個性也很好相處，社區裡的人都很喜歡他。但這樣的 C 君在小旭的眼中竟然僅是「很無聊」，三個字的評論。巧的是，C 君也沒有多喜歡小旭。每每小旭只要出現在周圍，他就會很緊繃，對他很提防。這也沒辦法，誰叫之前他們兩個吵架還撞到了頭，怎能不警戒？幸虧我與 C 君媽媽的關係還算不錯，否則又是一個要將孩子設為拒絕往來戶的對象了⋯。

坦白說，我對 C 君媽媽其實很愧疚。但令我感動的是，每次我為了孩子的事要道歉的時候，她竟然都反過來安慰我。

「他們兩個現在都還在成長，這樣的相處模式對他們來說是很正常的。相信再過一段時間，小旭也會更穩定，不要太擔心，現在已經表現得很好了。」

甚至在小旭把 C 君的頭撞傷的情況下，她也不忘握著孩子的雙手輕拍。

「小旭討厭 C 君尖叫，所以不高興對吧？再怎麼生氣也不能動手，我們用說的就好，做得到嗎？」孩子很排斥被家人以外的大人教訓，但在 C 君媽媽面前，卻如此乖巧聽訓。

我到現在都無法忘記，第一次看到 C 君媽媽貼在通訊軟體動態上的句子——「想要我的孩子幸福、孩子的老師幸福、孩子的朋友也要幸福、孩子的朋友的父母也要幸福才行。」

而她，將那句話落實在人生中。

剛生下孩子時，還住在以前的社區，當時我和社區裡的媽媽們都處不來。即便是帶孩子去公園玩，我也是忙於在後面追著闖禍的孩子，沒有精神及時間與別人聊天。而當孩子安靜下來時，我反而不知道該做什麼，我甚至會抓著孩子的衣角緊緊跟著他。當時的我不停在內心說服自己：「省省吧，如果妳只是想做做表面的話，最後累的、受傷的也是妳自己。一個人反而輕鬆自在。」

哥哥 5 歲、弟弟 3 歲的那一年，我們搬到了現在的社區。孩子開始了第一個校園生活，我也因此第一次和社區裡的媽媽們成為朋友。社區裡的小朋友大多就讀同一所幼稚園，在接送孩子的時候，自然有很多機會能和其他媽媽們聊天。

大概是因為讓小朋友念這所幼稚園的媽媽們，他們的教育理念都很相近之故，與大家第一次交談時，就有種很「合拍」的感覺。我們相互去對方家作客，在短時間內變得很親近，我都沒想過自己會這麼喜歡與人相處。在以前的社區生活時，原來我是如此孤獨。但或許也因為當初所感受到的寂寞，讓我更懂得珍惜，現在的我很喜歡很喜歡跟她們相處。

姊姊們都對年紀最小的我疼愛有加，只要和她們見面，我自卑封閉的心得以敞開。但，那是如此短暫的釋放。相處時間長了，之前發生過的所有戲碼就會再上演一次。小朋友們開心在玩——小旭加入——小旭尖叫、小朋友嚇到——小朋友不想跟他玩——他就生氣，就這樣無限循環…。即使當下能順利安撫他，也獲得其他媽媽們的諒解，但夜深人靜時，不免想起白天發生的事，很怕「孩子就因為這樣又被大家討厭的話，該怎麼辦？」

撇除孩子們之間的關係，姊姊們真的是很好的人。從來沒有對我和孩子表現出不悅或厭惡，但絕非不是完全沒有任何情緒，只是她們能夠用身為媽媽的同理心，及對待後輩的溫柔來面對。

但她們對我越好，我內心就越過意不去，總是很悲觀地想：「要是連她們都不理我們了，那該怎麼辦？」為了讓這段關係能夠延續，我做了個決定。希望對彼此的印象能停在最美好的片段，必須終止那些不斷重複發生的混亂。於是，我在我們之間，按下了暫停鍵。

我想請求姊姊們的諒解：「我決定短期內暫不讓小旭與大家一起玩，目前對我們來說還需要點時間，所以請再等等我們。」姊姊們並沒有曲解我的意思，並且也接受這個決定，更表示隨時都歡迎我們。隨著孩子年紀的增長，確實可以感受到他的進步，也讓我覺得他應該可以跟其他小朋友玩耍。但事與願違，最後總是以吵架、哭鬧收場。而在我心灰意冷之際，正是這幾個姊姊陪在身邊鼓勵我。

6 歲、7 歲、8 歲，每年都有意外發生。與孩子的塊頭成正比，事件規模也與日俱增。在每個難關支持我們、陪伴我們一同哭的，是看過孩子最不穩定樣子的社區姊姊們。

當孩子是匹野馬的時期到現在，她們幾乎是一路看著孩子成長與進步。當我忙在替孩子善後時，她們主動幫忙照顧弟弟、聽我訴苦、送我遊樂園的招待券、替孩子打抱不平、在窗戶往下大喊，幫獨自去上學的孩子加油，這就是她們的溫暖及體貼。說實話，沒有這幾個姊姊，我們的生活照樣過，我也可以堅持下去，孩子一樣會長大。只是小旭是否能像現在一樣，是個善良、體貼的孩子呢？

今年上半年，最受我們社區 2 年級男孩子們歡迎的遊戲，不是打畫片就是抓昆蟲。從 2 年級的小屁孩到 6 年級的哥哥們，甚至連高中生也加入打畫片，真的熱鬧無比、吵鬧聲不斷，簡直無法無天了。只是每次一定會有一、兩位打架，或是有人因為畫片被搶走而哭泣。在這場畫片戰爭中，唯二說要抓螳螂的孩子和C君，翻遍的了整個社區，他們是彼此的夥伴和摯友。5歲起到8歲，一直相互討厭，9歲卻因螳螂重新建立起友誼，還真是讓人摸不著頭緒。「因為他們是男孩子？還是小孩天性如此？等等，不單是這些原因，是孩子進步了！」就像能夠看得出小旭改變的C君也長大了很多。

以下是小旭回給C君的信。

給C君：

你好，信回的有點晚了…

今天晚餐過後，在公園的盪鞦韆集合，

我們來找找有樹汁的樹，

那邊會聚集很多昆蟲，

我們去抓昆蟲吧，掰～

20XX年6月20日 小旭上

能讓孩子有這麼大的改變，光靠我們一家的力量是不夠的。朝夕相處的家人，反而容易有盲點，誤判彼此最真實的需求。當情緒無法被撫慰時，就會開始彼此埋怨。

有句西方諺語：「It takes a village to raise a child.（養育一個孩子需要舉全村之力）」。延伸意思是指，在你生活圈中的每個人，無論是傳遞出來的感受或是與你分享的媽媽經，在無形之中都可能成為你育兒的養份。就好比身為 ADHD 的小旭，社區的人們瞭解他、理解他，進而體諒他、接納他，而小旭也從這樣的包容下獲得成長的養份。

最近，孩子大概是認為自己長大了，看到小朋友們做錯事就會大聲指責。每每那時候，我就會告訴他：

「他們現在還小，正在學習。你不能生氣，要慢慢教他們，讓他們聽懂。你小的時候也是這樣，那時候其他的哥哥姊姊都沒有生氣，而且還好好教導你。」孩子聽了點點頭，用自己最和藹可親的樣子指正弟弟們。他真的長大了，多虧社區的哥哥姊姊們以及前輩們的指導。

我們運氣很好，能夠住在好的社區與好的人相遇。我們不是獨自成長，幸好有大家的接納，才有今天的我們。於是，我們期許自己能夠敞開心胸，真真切切的和大家相處，回饋我們所獲得的。

別被陌生人尖銳的言語所動搖

「為什麼？我哪裡沒禮貌了？」

沒錯，是孩子的聲音。我打開窗戶往公園的方向看去，發現孩子在跟一個大人頂嘴，我開始忐忑不安，隨便抓了一件衣服就趕緊跑出去，希望在我趕到之前，孩子不要說太多。

公園裡的人不多，孩子、孩子的弟弟、兩個陌生阿姨和他們的小孩。在陌生人群之中，孩子氣急敗壞地高聲爭辯：

「小旭，你怎麼了？」

「媽媽，那個阿姨說我沒禮貌！那個阿姨才更沒有禮貌！」

「小旭，媽媽不認為你沒禮貌，但是你可以先冷靜嗎？」

「那個阿姨不讓我跟她的小孩玩，我就問她說為什麼不可以，我是真的很想知道才問的，可是那個阿姨就說我沒禮貌！」

「小旭，每個人的想法都不同，媽媽不認為你是沒禮貌的小孩。現在媽媽的工作都結束了，我陪你一起玩吧！」

為了安撫孩子，我帶他們兩個到後山的小河邊，我坐在旁邊，孩子們就像什麼事情都沒發生，沉浸在找螯蝦的樂趣之中。幸虧他們已經忘記稍早所發生的插曲，玩得正高興，但我卻不停在回想。

「你真沒禮貌！」陌生人尖銳刺耳的聲音在我腦中盤旋，孩子為什麼會那樣呢？為什麼我就是如此在意呢？

直到小旭讀完 1 年級，我都會陪他在公園玩。無奈的是，只要他出現在公園，抱怨聲便此起彼落。很多小小的事，孩子們之間道個歉就可以結束的，卻還是跑來告狀，讓你不得不哄哄他們、送他們回家，既勞心又費神。就算我已經無時無刻在他身邊，也常常免不了一轉眼間就又聽到他在對別人吼叫…，幾乎是每月例行公事了。

我無法忍受我不在身邊時，孩子必須獨自面對及承受他人異樣的眼光。與其這樣，那不如就讓我當他的影子，如影隨行吧。

就像剛才提到的，孩子總能在一轉眼就消失在我眼前。也托他的福，讓我常常不得不和許多陌生人打交道…。

「請問妳是小旭的媽媽嗎？」

對於陌生人這樣的開頭問候語，照理來說我應該早已處變不驚，但我卻每聽一次就緊張一次。

「天哪！對……我是小旭的媽媽。」

「我是社區教會的教徒，孩子摘了教會院子裡的花。」

他手中的確拿著一朵百合花，他的口氣在確定我的身份後立即透露出不悅。

不知道前因後果的我感到很慌張，但我無法理直氣壯地說：「我家的孩子不會那樣。」畢竟要是有個萬一，不就更難堪了嗎？但現在的我，不再盲目道歉。

「這真的是小旭摘下來的嗎？」

「我們社區裡，怎麼會有這麼沒公德心的人呢？我問他為什麼要摘下來，他說媽媽說可以摘花。」

擺明在指桑罵槐，其實是想說：「妳都這樣教小孩的嗎？」唉，但尷尬的是，某種程度上，小旭並沒有說謊。

「看來他誤會我的意思了，摘了教會的花，真的很對不起。」

事後，向孩子詢問這件事。

「小旭，你真的摘了教會的花嗎？」

「是媽媽妳說可以摘的啊！」

「媽媽說可以摘的是蒲公英的種子。因為那些種子終究會飛走，所以可以摘下來吹散他們。但花不一樣，而且這教會院子裡的花，是屬於教會的財產，不可以亂摘的。」

孩子用疑惑的眼神看著我。在他的眼裡，整個社區就跟公園一樣，都是大家的。

「那麼你為什麼要摘花？」

「因為蚯蚓跑到路上了，我想要把牠移回草地。」

該如何跟教會的人說明，孩子摘花是想救蚯蚓一命？

好的，小旭雖然破壞公物，但卻有他的理由。

「小旭，我知道你很善良，但是方法用錯了。第一，花也是生物，只是牠不會動。但你摘下牠就等於斷送了牠的生命。如果你一定要救蚯蚓，可以撿地上的樹枝；第二，不可以摘別人院子裡的花。他們這麼細心呵護，表示非常珍惜那些花。可是你卻把花摘下來了，那他該有多難過呢？」

孩子現在才像聽懂了我的話，點了點頭。面對他，「連這種事都要一一教導」，的確會讓人感到疲憊與悲哀。不過，他就是我的小孩啊！我會不厭其煩地教他，直到他記得為止。即便教完後馬上忘記，然後犯下相同的錯並反問「為什麼不行？」

像小旭這樣的小孩，無法理解為什麼大人們總是可以馬上斷定自己呢？在他真正懂了之前，他覺得自己並沒有做錯啊。只是外人不認識他，當然不知道他是 ADHD 兒童，更不可能像媽媽一樣，一而再、再而三的教導。於是，自覺被誤會的小旭不管三七二十一，說出了心裡話，惹惱了大人，然後事情就延燒開來⋯。

所以我才不喜歡自己不在他身邊的時候，聽到別人口中罵著孩子，除了讓我很無力之外，更覺得很不是滋味。即便我可以理解他們是因為不瞭解才誤會我的孩子。我也很希望那些路人都看不到他，這樣就相安無事，多好！很多時候，內心很掙扎，不帶小旭出門，就不會有衝突；但少了同儕，他只會更缺乏社會化，更無法習慣這個環境。最終，你不得不承認，面對陌生人如利刃般的言語，將會是他要學著面對的課題。

那麼，在帶孩子出門之前，首要作業是調適我的心理狀態。畢竟，我對陌生人的批評指教很敏感。為此，我告訴自己要把握以下兩個原則：

首先，接受他人的意見。因為，他們受到影響是事實。倘若他們因此而有些批評或意見，我會提醒自己，道歉並欣然接受。轉過身，再重新教育孩子。

其次，把他人的批評當作耳邊風。並非與上述互相矛盾，這是選擇性的耳邊風。總不可能要一個媽媽全盤接受他人，在不瞭解自己孩子的情況下，隨口說出傷人、不具建設性的謾罵吧。

要惕除沒有意義的評論，避免讓孩子察覺到「你對他感到失望」，「左耳進，右耳出」也是種生存之道，不斷告訴自己，「外來刺耳的聲音，我不聽」。自己的小孩做錯了，要罵也是我來罵，對吧？「接受指責，但拒絕批評」。

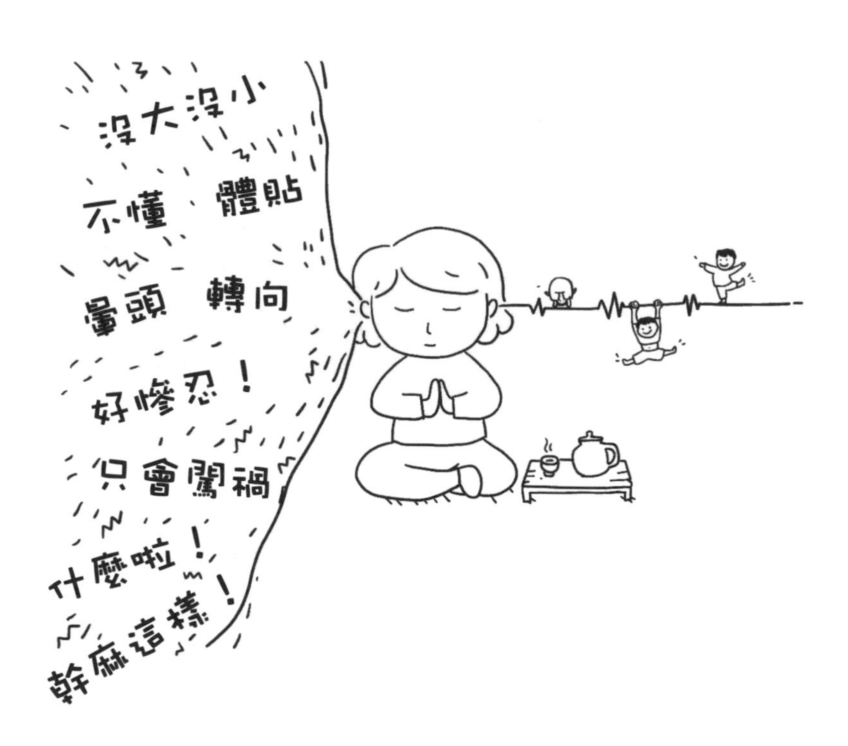
沒大沒小
不懂 體貼
暈頭 轉向
好慘忍！
只會闖禍
什麼啦！
幹麻這樣！

問候，是充滿祝福的禮物！

「阿姨，早安！」

「小旭啊，你真有禮貌！」

每天早晨的上學途中，同社區裡的媽媽總是會帶著爽朗的笑容回應小旭，下一秒他就害羞的點頭說：「再見～」；接著碰到導護媽媽，也是 90 度鞠躬說：「早安！」大家總是很開心的與小旭打招呼。

但孩子並非一開始就這麼會打招呼，某一天孩子問我：

「那個人又不跟我打招呼，為什麼我一定要主動？」

有段時間，孩子社會化不足，無法理解什麼叫做「群體生活」，無法遵守「社會規範」。因此，雖然他喜歡與人相處，卻屢次產生問題。

孩子本身排斥，當然社會也很難接受他。一般小朋友可以很自然的融入同儕，透過交朋友、透過和家人相處，學習如何待人處事，這就是社會化的過程。這樣自然而然的發展，對他來說卻窒礙難行。5 歲時，開始想交朋友的小旭不被同儕歡迎，因為他比較高壯、動作大、聲音太響亮、情緒太激動，讓其他小朋友們不自覺得害怕，這也間接阻礙了他的社會化。

雪上加霜的是自家長輩的溺愛，也常常讓孩子無法判斷為人處事的標準。孩子不論在婆家或是娘家，都是長孫。所以，當兩邊的長輩們對於他的脾氣及無心之過，都是萬般包容的情況下，反而讓他更不能理解，為什麼在家可以的事，在外面他就要被大人罵呢？慌張、不知所措，進而惱羞成怒，使起性子的小旭，在外人眼裡只顯得更加令人厭惡。

對孩子來說，整個社會好像都在針對他。在社交上遲遲無法往前邁進的孩子，很愛生氣也常常哭泣。那是我最一開始想乾脆讓孩子都遠離人群的主因，不接觸人群就不會有問題了。反正對於也是邊緣人的我而言，根本沒什麼。

但這根本治標不治本，此外孩子也渴望交朋友、想要與外界接觸。我只是單方面的保護他是沒有用的，總有一天他要自己面對這個世界。於是，開始帶著他「練習外出」。我們沒有計劃的隨意走走，比起跟某一位陌生人長時間交談，我更希望他能夠與更多人有眼神的交流。一路上我牽著孩子的手，開始要求他試著與對到眼的陌生人打招呼。

路上經常遇見的鄰居、保全大叔、清潔阿姨、店員們，禮貌地向他們道謝。如果他忘了也不責備他，只想讓他感受到，這麼做會讓大家對他有好感，這樣就夠了。

「今天要去哪玩嗎？穿得這麼帥！」

「還想說怎麼最近都沒看到你！是去旅遊了嗎？」

「您好，原來你要去練跆拳道啊！哇嗚～好厲害，你是紅帶耶！」

常常打招呼下來，我的聊天技巧也進步了不少，對我的人際關係也有幫助。不過兩個字的「您好！」是開啟話題與延續話題的開端。我很高興孩子願意跟著我這麼做，哪怕有時候沒有點頭或聲音太小，都沒有關係！偶爾，也會遇到對方的回應過於含糊或直接無視的情況。有一天，孩子用委屈的表情問我：

「媽媽，那個人又不跟我打招呼，為什麼我一定要主動跟他打招呼？」

「他應該是不知道你在跟他打招呼，所以才沒有回應你。記得打招呼的時候要大大地點頭，然後大聲說出來，這樣才不會被別人忽略喔。」

「沒有啊，我很大聲也有點頭啊。」

我決定不反駁他，現在重要的是讓他知道，「問候」是延續「關係」的要素，不需要在這裡指責。

「媽媽懂了，小旭希望對方回應你嗎？不過我們主動打招呼，並不是為了獲得對方的回應而做的喔！」

「那是為什麼呢？」

「『問候』的出發點，是希望對方有美好的一天，是我們給予對方充滿祝福的禮物唷！當然，對方沒接收到你給他的禮物就直接離開，確實會有點難過。但是你要記住，做任何事最重要的是『心意』，所以我們只著重在給對方祝福，好嗎？」

孩子似懂非懂點著頭，或許他是真的聽進去了。在那之後，他比之前更加積極地打招呼了。問候的動作變大，也更大聲的問好，音量大到路人都無法假裝沒聽到。

過程中，有人停下來問：「這孩子為什麼要和我打招呼，我認識他嗎？」當然也有不少略帶尷尬回應我們的人。

在路上遇到的眾多人之中，令我們印象最深刻的是「咖啡口香糖爺爺」。有點行動不便的爺爺，總是慢慢地在路上散步，我們幾乎每兩天就會碰到他。每次孩子向他問好的時候，老爺爺會給我們一人一顆咖啡口香糖。收下了老爺爺散步時無聊解饞的零食，感到不好意思，不過老爺爺總是執意的將口香糖塞到孩子手上才肯離開。

某天，剛好碰到從超市走出來的老爺爺，孩子一打完招呼，老爺爺馬上開心地，將剛買的咖啡口香糖整條拿給孩子。我很慌張地對他擺擺手說不用了，老爺爺直說沒關係，隨後就又轉身進去超市。看著老爺爺的背影覺得很窩心。只是誰也沒想到，那是我們最後一次見面。

之後，有好長一段時間都沒看到他。最後，是從和老爺爺住同個社區的鄰居那裡得知，早在前些日子，老爺爺就已經過世的噩耗。孩子得知這個消息後，頭低低地說：「老爺爺是個很好的人……」，而我也跟著難過了起來。

有那麼好一陣子，每當我們經過老爺爺生前居住的社區，總會想起他。不免懊悔的想，要是當初不要跟他打招呼就不會認識他，或許就不會難過了吧。不過，值得欣慰的是，經過這次，孩子更懂得珍惜身邊的每一個關係。

如同先前的期許，主動向人問好，真的讓大家對他更有好感。

「您好。」
「再見。」
「我吃飽了。」
「謝謝您。」

大人們每次看到孩子雙手交叉、九十度鞠躬的樣子，都笑得很開心。看到眼前的這一幕，我內心的喜悅難以言喻。

很感謝那些在路上給予孩子回應的人們。

之前曾對孩子說過：「問候的出發點是希望對方有美好的一天，是我們給予對方充滿祝福的禮物」。當你伸開雙手給予的同時，不也正在迎接著什麼嗎？在這段期間內，我們發自內心的送出多少祝福，讓我們的心感到如此幸福與踏實！

我們都不夠完整

我想，在確定懷上這個孩子的那刻起，我們之間的關係就已經定調了。媽媽與小孩，看似合理卻又好像不對等的關係。有多少位媽媽想過，自己會生下「奇怪的小孩」？人群中總是特別顯眼，從他學會走路開始就是台麻煩製造機。媽媽照顧小孩合情合理，那麼，媽媽就要永遠幫小孩收拾善後？

在一群 3、4 歲大、正常體型的小朋友裡，放眼望去，就屬小旭最大隻，一眼就能發現。他出生時就手大腳大，從嬰兒時期開始，就在成長曲線的最前端。我總自嘲地說：「他闖禍的程度竟然跟體型成正比」。小朋友大多在 2、3 歲時才比較調皮搗蛋，而小旭早在 15 個月左右就解鎖了！更厲害的是，他可以不費吹灰之力，再製造出嶄新的狀況讓你收拾。在大人眼裡，形容正常小孩的這個階段叫「小搗蛋」，但抱歉，小旭這種程度叫「小惡魔」。

打從他開始交朋友到上小學，所發生的意外數也數不完。就像打電動一樣，破了這關，還有千千萬萬的關卡在等著你，根本就破不了台。這讓身為媽媽的我，除了內心焦慮外，每天都繃緊神經。好像他總會在我的喘息之間，出現令我措手不及的狀況。

我的生活因為小孩變得一團糟，我腦中曾經閃過一個很自私、腹黑的念頭，「如果沒有生下他，就不會是現在這樣了吧」。只是事實就擺在眼前，我生下了小旭，他是我的孩子。這位打亂我原有生活的人，竟然是我懷胎 10 月、含莘茹苦生下的孩子，我曾一度跨不過自己內心的檻，我真的擁有足以扛起現況的母愛嗎？

那段期間，我的內心天人交戰，心情錯綜複雜。我終究放不下小旭，但我也無法坦然接受他是 ADHD 的孩子，以及他所帶來的混亂。情緒如此不穩定下日復一日，我沒有乾脆從頂樓跳下去的勇氣，每天卻被自己的無助及焦躁包圍下，憂鬱症似乎找上了我。

某天，我聽了某位憂鬱症患者的故事。當他回想著當初是如何罹患憂鬱症時才赫然清醒，他說憂鬱症並非在某個時間點下就出現的，而是在長時間裡，藉由生活慢慢發酵而生病的，因而失去一般作息的能力。話一至此，我猛然明白，此刻的我根本沒有資格憂鬱！因為我必須為了小旭，堅持奮戰才行。

就算心情鬱鬱寡歡，我也會逼自己打起精神，出門買菜、下廚做飯、打理家務，我努力撐過來了。曾經，我以為是孩子讓我生病，但事實上也是孩子讓我沒有立場生病。我們都不夠完整，直到他現在稍微長大了我才明白。假如，在最一開始，我就能秉持著樂觀、正面的態度來面對這一切，更用心去感受他、理解他，那麼現在我們是不是可以過得更好？

就像幸福與痛苦、快樂與悲傷，是共生共存的關係。你說小旭是不正常的小孩？那麼我才是最失職的母親。我們一同經歷、克服了許多關卡才走到今天，如今我要轉念，不再將面對 ADHD 視為看不見盡頭的無底洞。柳暗花明又一村不是嗎？我相信，雨過天晴就在不遠處。

ADHD，你無法擊退我的！

我的記憶力很好，就算是很久以前的事、一句台詞、甚至一個問題，我都能還原。擁有好記憶人人稱羨，但當你總是清楚記得想遺忘的事時，就會很痛苦。每天所有回憶一起湧現時，我會靜下心來抽絲撥繭，從成堆的資料庫中精選出我想下筆的。同時，也藉由寫下一字一句的過程，正視自己、提醒自己、治癒自己。

如果說媽媽是種職業，那麼我二話不說，馬上離職。身為 ADHD 兒童的媽媽，所要面臨的問題還真不少、也不小。每當你為現況而感到低落，那些壓在深處、想忘記的過往，就會趁虛而入、排山倒海而來，好像想一口氣壓垮你。假如不賦予我「你就是母親」的職責，扛起照顧小旭的使命感的話，我現在就無法繼續下去。

我為什麼要這麼辛苦呢？就只因為他是 ADHD，而我是他媽媽嗎？我很想問大家，我們就真的有那麼特別嗎？我們的存在是一種錯誤嗎？我的疑問裡帶了點恨。

決定寫下小旭的故事，單純是為了我自己。我告訴自己，越是有人惡意對待他，我就越要伸出強壯的手臂，緊緊的撐住他。每天，我都在心中吶喊，希望世人能多瞭解「什麼是ADHD」，這不是可怕的傳染病啊！我多麼渴望其他人也能像我一樣，理解並善待他。

小旭上小學1年級的第1個月，看到他在學校畫的圖畫，我忍不住哽咽了。他在上頭寫了這麼一段文字：「現在不喜歡的人以後也可能變成朋友，所以我不要一開始就討厭他」。好像這就是他對全世界不瞭解ADHD的人的宣言，「在你們真正瞭解我之後，或許我們很合得來啊！請不要一開始就討厭我，好嗎？」

小旭的這張圖畫，成為了本書最後的插畫。

這本書是我對ADHD的怒吼，我是不會也不可能屈服的。「儘管放馬過來吧！」這是我的宣戰，是ADHD又怎樣，不是又怎樣！

因此，這個故事不是ADHD克服記，而是仍然在進行中的「我們的成長日記」。沒有人知道結局走向，只是練習和 ADHD 安然渡過每一天。心平氣和接受不完美，勇敢面對每一個迎面而來的挑戰。希望跟我們有著相同處境的你們，能透過我與小旭的故事得到些許慰藉，我們都不是孤軍奮戰。希望有這麼一天，可以告別 ADHD ！

ADHD，你無法擊退我的！

現在不喜歡的人以後也可能變成朋友，所以我不要一開始就討厭他。

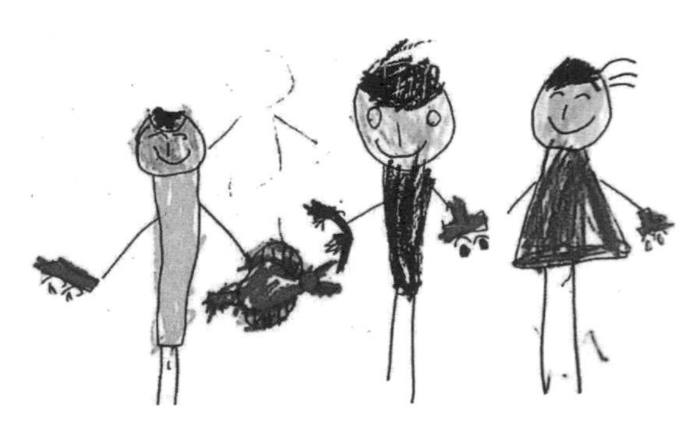

／NOTICE／

編輯的話——

In the words of editor

致，比孩子更不足的我們

帶小孩讓你覺得好辛苦、不開心嗎？有了小孩之後才知道，沒當爸媽前的日子有多輕鬆自在！

收到這本書的原稿時，我還想說 ADHD 的故事距離我很遙遠。但是讀完前 20 頁，才知道這本書也在說著我和我孩子的故事。

每當遇到狀況手忙腳亂時，都忍不住抱怨：「帶小孩好難！」冷靜下來之後，「或許沒我想得這麼複雜吧…」餵奶、哄睡、把屎把尿的，這些不就是最基本的嗎？等孩子再大一點，開始必須觀察、留意他們的個性發展。我的小孩現在 5 歲，說實在的，我並沒有像作者一樣，深入小孩的內心、去理解他的行為模式、他的想法。瞭解行為背後的原因，這是解開問題的第一個、也是最重要的步驟。

我是本書編輯，所以是第一個閱讀全書的讀者並從本書中獲得幫助。由衷感謝能夠將這本好書推薦、分享給所有在育兒路上跌跤、努力向前邁進的每一位朋友。

韓國原書名是《ADHD 又怎樣》，我們似乎已經可以從書名感受到本書想傳達的氛圍及故事。「又怎樣」略微帶點憤怒、侵略性。在 ADHD 這個標籤的背後，是無數的異樣眼光與反感所堆疊而成的生活，這三個字，讓我們感受到 ADHD 患者與家人對世人的情緒宣洩，恰到好處。

就連我們說的「天使小孩」，也都會有身為小孩應該會有的狀況，無論是他們的衣食住行、人格養成、生活習慣，甚至生病就醫，這都是很正常的成長過程，身為爸媽的不就是每天應對、見招拆招嗎？這就是孩子啊，更何況是有著「不同天使光環」的小孩。小旭能夠體認到自己的與眾不同，懂事的告訴媽媽，想再靠自己努力看看。很多時候，很多大人面對問題的態度，其實都還不如小孩吧。

每一個孩子都是最珍貴且完美的禮物，他們將來能成為怎麼樣閃閃發亮、耀眼獨特的存在，取決爸媽從什麼樣的角度去欣賞，讓他們成為比我們更好的人。

Orange Baby 25

媽媽!為什麼在家可以，在外面就不行？

ADHD又怎樣？！家有過動兒的道歉日常

作者：曹恩惠 Jo EunHye

出版發行

橙實文化有限公司 CHENG SHI Publishing Co., Ltd

粉絲團 https://www.facebook.com/OrangeStylish/

MAIL: orangestylish@gmail.com

作　　者　曹恩惠 Jo EunHye
翻　　譯　魏汝安
總 編 輯　于筱芬 CAROL YU, Editor-in-Chief
副總編輯　謝穎昇 EASON HSIEH, Deputy Editor-in-Chief
業務經理　陳順龍 SHUNLONG CHEN, Sales Manager
媒體行銷　張佳懿 KAYLIN CHANG, Social Media Marketing
美術設計　楊雅屏 Yang Yaping
製版／印刷／裝訂　皇甫彩藝印刷股份有限公司

특기는 사과, 취미는 반성입니다 ADHD, 학교에 가다

編輯中心

ADD／桃園市大園區領航北路四段 382-5 號 2 樓

2F., No.382-5, Sec. 4, Linghang N. Rd., Dayuan Dist., Taoyuan City 337, Taiwan (R.O.C.)

TEL／（886）3-381-1618 FAX／（886）3-381-1620

總經銷

聯合發行股份有限公司

ADD／新北市新店區寶橋路 235 巷弄 6 弄 6 號 2 樓

TEL／（886）2-2917-8022 FAX／（886）2-2915-8614

初版日期 2024 年 3 月